健康中国·名医在身边

女性生命全程的呵护

女性身体

使用手册

杨冬梓　主编

广东科技出版社
全国优秀出版社

南方传媒

·广州·

图书在版编目（CIP）数据

女性身体使用手册 / 杨冬梓主编. —广州：广东科技出版社，2024.6
ISBN 978-7-5359-8316-9

Ⅰ.①女…　Ⅱ.①杨…　Ⅲ.①女性—保健—手册
Ⅳ.①R161-62

中国国家版本馆CIP数据核字（2024）第076800号

女性身体使用手册
Nüxing Shenti Shiyong Shouce

出 版 人：严奉强
责任编辑：曾永琳　王　珈
装帧设计：友间文化
责任校对：李云柯　廖婷婷
责任印制：彭海波
出版发行：广东科技出版社
　　　　　（广州市环市东路水荫路11号　邮政编码：510075）
销售热线：020-37607413
https://www.gdstp.com.cn
E-mail：gdkjbw@nfcb.com.cn
经　　销：广东新华发行集团股份有限公司
印　　刷：珠海市豪迈实业有限公司
　　　　　（珠海市斗门区白蕉镇金坑中路19号4栋厂房）
规　　格：890 mm×1 240 mm　1/32　印张10.625　字数260千
版　　次：2024年6月第1版
　　　　　2024年6月第1次印刷
定　　价：86.00元

如发现因印装质量问题影响阅读，请与广东科技出版社印制室联系调换
（电话：020-37607272）。

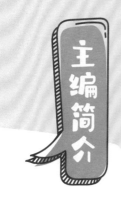

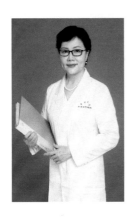

杨冬梓 医学博士，中山大学孙逸仙纪念医院妇产科一级主任医师，二级教授，博士研究生导师。荣获"中山大学名医""羊城好医生"等称号。澳门医学科学院院士，兼任澳门镜湖医院生殖中心顾问医生。国内外知名的生殖健康专家，从事妇产科工作40余年，长期致力于妇产科及生殖健康相关医教研工作，在生殖障碍性疾病诊治、生育力保护保存和女性全生命周期保健等领域进行了深入的研究。

现任中国医师协会生殖医学专业委员会副主委，中华医学会妇产科学分会常委，中国医疗保健国际交流促进会生殖医学分会副主任委员，广东省女医师协会副会长，粤港澳大湾区妇产科医生联盟主委。担任《中国妇产科临床杂志》副主编，《中华妇产科杂志》副主编。

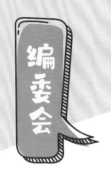

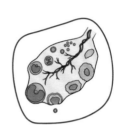

主　编：杨冬梓

副主编：张晓薇　倪仁敏　邹世恩

编　者：

丁　淼　医学硕士　中山大学孙逸仙纪念医院普通妇科副主任医师

谭嘉琦　医学博士　香港伊丽莎白医院麻醉科驻院医生

陈亚肖　医学博士　中山大学孙逸仙纪念医院普通妇科副主任医师

张　庆　1001普拉提创始人，资深普拉提培训师

林海雪　医学硕士　海南医学院第二附属医院妇科主治医师

王丽娟　医学博士　中山大学孙逸仙纪念医院妇产科主任医师

赖宝玲　医学博士　深圳市罗湖区人民医院产前诊断中心主任医师

杨冬梓　医学博士　中山大学孙逸仙纪念医院妇产科一级主任医师，
　　　　二级教授，澳门医学科学院院士，澳门镜湖医院生殖中心
　　　　顾问医生

倪仁敏　医学博士　昆明安琪儿妇产医院生殖医学科主任医师

董　梅　医学博士　广东省妇幼保健院生殖健康与不孕症科主任医师

张晓薇　医学博士　广州医科大学附属第一医院女性盆底诊治中心主任
　　　　　　　　　医师

王　苏　医学博士　广州医科大学附属第一医院女性盆底诊治中心主治
　　　　　　　　　医师

梁雪早　医学硕士　佛山市第一人民医院普通妇科主治医师

李　卉　医学博士　中山大学附属第六医院教务处毕业后医学教育科科
　　　　　　　　　长，妇科主治医师

杨炜敏　医学博士　河北生殖妇产医院生殖医学科副主任医师

邹世恩　医学博士　复旦大学附属妇产科医院妇科内分泌与生殖医学科
　　　　　　　　　主任医师

顾　超　医学博士　复旦大学附属妇产科医院妇科主任医师

梁立阳　医学博士　中山大学孙逸仙纪念医院儿科主任医师

饶南燕　医学博士　中山大学孙逸仙纪念医院乳腺肿瘤中心主任医师

本书
插图

李婧雅荷　美国萨凡纳艺术与设计学院(Savannah College of
　　　　　Art and Design)，动画专业，大学二年级在读。

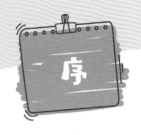

序

早在2008年我就有一部图书——《钟南山谈健康》，我在书中提出的健康理念，如"早防早治，轻伤要下火线""20年前的生活方式决定20年后的身体状况""健康就像一颗空心玻璃球，一旦掉下去就会摔得粉碎；而工作如同一个皮球，掉下去后还能再弹起来"等，十几年后的现在看起来，这些理念仍需要大力宣传。健康是幸福生活最重要的指标。在加快推进健康中国建设的大背景下，全方位、全周期保障人民健康，实现"以治病为中心向以健康为中心"转变的健康生态链中，健康知识的传播正是其中关键的一环。当我得知由中山大学孙逸仙纪念医院杨冬梓教授担任主编、广州医科大学第一附属医院的张晓薇等人担任副主编的《女性身体使用手册》一书将由广东科技出版社出版时，深感欣慰。我很赞许这些医学专家运用自己的专业知识，积极投身到健康传播事业中，满足人民群众日益增长的健康需求。我很乐意为此书作序并向大家推荐这本书。

主编杨冬梓教授用机器的运作及其维护和保养来比喻保持身体健康，这种比喻很形象。我们的身体是一个由37.2万亿个细胞（或者比喻为"元件"）构成的"机器"，这样一个复杂、庞大的系统能否完美、和谐地运作除了取决于"机器"出厂时的配置和性能（即父母的遗传，影响约占15%）外，还

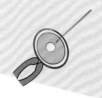

受其他外界因素，如社会环境、自然环境和医疗条件（社会环境约占10%，自然环境约占7%，医疗条件约占8%）的影响，而"出厂"后使用过程的维护和保养（即日常生活方式，约占60%）也很重要。"机器"的操作（保养）者是你本人——我的健康我做主。那么，通过认真阅读使用手册，指导操作（保养）者正确使用和维护好身体，这就是保障健康、减少疾病的有效措施。

《女性身体使用手册》帮助读者了解女性身体的结构和功能、使用中的注意事项、常出现的问题及正确的应对方法。作者们倾情奉献，全书内容深入浅出，相信本书会给广大读者带来一种关于健康的全新感受。

古人曰："盛年不重来，一日难再晨。及时当勉励，岁月不待人。"每个人今天所做的一切，将在很大程度上改变你的余生，影响你以何种方式走向生命的终点。希望大家用科学的理念和知识来守卫自己和家人的健康，同时也传递给身边更多的人。

感谢广东科技出版社对本书出版的支持和促成！

钟南山

2023.5.13 于广州

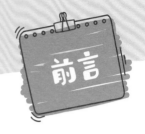

　　人们通常把身体比喻成机器，这台机器一天工作24小时，连轴转几十年甚至上百年，直至生命终止，这真是一个奇迹！我们也就很容易理解和接受对人体这台机器进行维护和保养的必要性和重要性。

　　1982年我从中山医学院（后来更名为中山医科大学，再后来更名为中山大学中山医学院）毕业后正式当上妇产科医生，迄今已逾40年。从青春飞扬的大学生到资深的专业人士，我一直沉浸在医学浩瀚无边的学术知识海洋中，深知医学科学的深邃和复杂。随着行医年资渐长，面对庞大的患者群体，我深感对于提高大众保健意识而言，与其在诊室里费尽口舌地对每一个患者解释，不如借助大众传媒做医学科普来得高效。专业是把简单的事情复杂化，科普则是把复杂的事情简单化。从维护和保养的需求来说，患者对人体有基本的了解足矣。

　　几年前的一个母亲节，我收到儿子送的礼物——一部吹风筒，我很喜欢这个实用且包装精美的礼物！让我更加惊讶的是里面有一本内容详尽的使用手册。吹风筒是人们常用的干发工具，使用操作简单，人们早已习以为常。这部吹风筒的使用手册却不厌其烦、详细地介绍了仪器的基本构造、功能及维护和保养方法。翻阅了这本手册后，我不禁冒出一个念头：一部吹风筒出厂时都自带一本使用说明书，让使用者去了解其构造、功能和维护、保养方式，那么我们每个人在"出厂"时更应该有一本自己的身体使用手册！对于我们所拥有的独一无二、无可替换的身体，我们更应该像对待自己珍爱的物品般去了解和维护。一本身体使用手册应该是每个人的标配！

在工作中，我每天面对的是女性身体，也面对各式各样的对待自己身体和健康的态度和行为。我看到不少人对自己身体的健康懵懵懂懂，有意识地去维护和保养自己身体的人尚属少数。形形色色的病症中，很多是由于对自己的身体缺乏爱护和保养导致的。人言"年少无知"，年少时挥霍青春和健康，欠下了"健康账"，可能还没有等到年老，疾病就找上门来"催债"了。我常目睹婚后多年不孕不育的人不知道这是年少时徜徉在爱河中尽享"性福"之后反复人工流产所付出的代价；分娩后忙于哺育孩子的宝妈不知如何康复自己的身体，待到出现"漏尿"才懊悔不已；有的老年妇女驼背弓腰、无法站直、痛苦万分，原来是早在围绝经期的阶段就开始骨质丢失，才有"冰冻三尺，非一日之寒"的后果。也有人过度"维护"自己，以为用了许多的"滋补品"或做了"卵巢按摩""阴道冲洗"就是爱自己的举措，其实反而害了自己。人体从出生伊始到生命的终点，这路程或长或短，都没有回头路。对于自己身体的用心维护和保养，也是对生命的珍惜、悲悯和敬畏。这不仅仅是医学之悟，更是生命之思。我们常说要爱自己，落到实处是先要爱自己的身体。

在多年性教育、生理教育欠普及的背景下，人们从常规教育中获得对自己身体的认知很有限。买一辆新车后，我们还会看看说明书，定期到4S店保养，以便更好地使用；对于自己的身体，想要懂得如何维护和正确使用也是需要下点功夫的。所以是时候呼吁大家去了解自己身体的使用说明。也许有人会说，现今的网络社会，想了解什么都容易得很，想查找问题的答案也非常简便。网络确实为人们提供了获得知识的便利途径，同时网络上又不可避免地充斥着大量信息，还需要读者自己去伪存真、避免碎片化

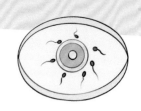

导致的片面和偏见或者误导，在乱花迷眼的多个搜索结果中做出明智的选择，这些都并非易事。我们这本由专业编辑出版的身体使用手册可以保证读者获得知识的可靠性！

本书的读者群体是有意愿去了解自己身体、提高自己健康管理能力的女性读者和爱护自己的女性亲人、爱人的男性读者。我们介绍了女性在不同年龄阶段、身体各个系统的结构和功能的变化规律和特点，包括维护和保养要点、常见疾病和问题的答疑。本书不仅涵盖女性生殖系统的使用说明，还涉及女性从受精卵开始的生命发育过程，从儿童、青年、中年到生命衰老的各个生命阶段的知识，既有女性生育力盛衰的密码，也有女性自身生命力盛衰的秘诀。我们力图让本书呈现出专业性、科学性、通俗性和易读性的特点。期冀读者阅读后对女性的身体不再陌生，对女性身体的使用和维护不再茫然。让女性更了解自己，让男性更懂女性；让读过本书的女性读者从中获益，有一个健康而美丽的人生！

本书的编者不仅有妇产科、生殖医学、肿瘤科、儿科、乳腺外科、麻醉科等专科医生，而且有体育学院运动人体科学专业的资深健身工作室创始人。大家基于对健康科普传播的共同热爱，自愿参与，在各自繁忙的工作之余奋笔疾书，反复磋商修改，万番琢磨方成书。尽管编者们的写作风格各有特点，但都三句话不离本行和本书的主旨。本书的插图绘画者是李婧雅荷，这位正在美国萨凡纳艺术与设计学院（Savannah College of Art and Design）动画专业、大学二年级就读的漂亮姑娘，不问报酬、毫不推脱地在自己繁忙的学业间隙自愿承担起繁重的绘画工作，我们从她的图画中可以看到她的才艺、热忱、善良和坚毅。我衷心地感谢全体编者和绘画者对本书的辛劳付出。感谢广东科技出版社对本书出版的支持和促成。

特别感谢尊敬的钟南山院士给本书作序！钟院士的学术造诣令我们高山仰止，在倡导健康生活和推进科普方面，他也是我辈的表率。感谢钟院士对本书的支持、鼓励和赞许！

感谢我的家人在我长达数年的写作、编辑和修订过程中的默默支持、帮助和爱护！谨以此书献给我亲爱的百岁父母亲！

杨冬梓

2023年6月于广州

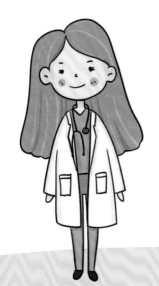

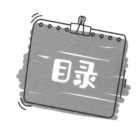

目录

女性身体器官使用说明书

002　外生殖器知多少

010　阴道不完全使用说明书

015　正确认识子宫颈

020　子宫使用说明书

026　存在感不强的输卵管

030　身负重任的卵巢

035　哪种骨盆比较好

040　需要悉心呵护的乳房

047　月经，不只出血这么简单

女性不同年龄段身体的特点及使用方法

054　胚胎时期

057　新生儿期

059　儿童期

062　青春期

069　成年期

077　中年期

083　老年期

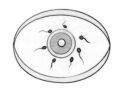

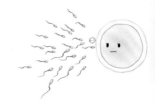

女性身体使用常见问题（保养说明）

088　　发育的烦恼

097　　月经问题：又爱又恨的"大姨妈"

110　　人生规划之生育话题

118　　关于孕前检查

122　　避孕话题：我的子宫我做主

130　　孕产话题：产前检查、孕期、分娩和产后

151　　产后康复怎么做

169　　更年期的酸甜苦辣

183　　女性的体脂比、肌肉减少症和体态

190　　不同时期女性的健身方案

女性身体使用常见问题（维修说明）

218　　多囊卵巢综合征（PCOS）揭秘

227　　子宫内膜异位症和子宫腺肌病——"一迷失成千古恨"

236　　子宫肌瘤的"千姿百态"

242　　盆腔炎的病因与预防

247　　如何走出不孕不育的迷魂阵

271　　乳房的问题与疾病

282　　妇科肿瘤：如何避免谈瘤色变

313　　宫颈炎和阴道炎没有那么可怕

320　　绝经后的妇科问题

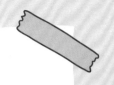

女性身体器官使用说明书

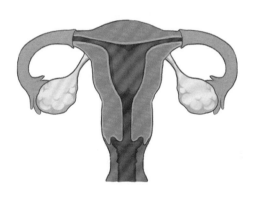

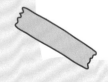

外生殖器知多少

对于女性外生殖器这一私密部位，你了解多少呢？古今文学涉及外生殖器时，多用一些隐晦的描述，反而容易让人产生联想，却又不甚了了。那么，真实的外生殖器究竟是怎样的呢？让我们一起来看看吧！

外生殖器的组成和功能

外生殖器就是生殖器官的外露部分，又称为外阴，女性外阴包括阴阜、大阴唇、小阴唇、阴蒂、阴道前庭、前庭大腺、处女膜等结构（图1-1-1）。

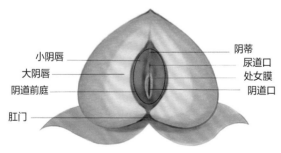

图1-1-1　女性外阴示意图

阴阜及阴毛

阴阜即腹部下缘、耻骨联合前面隆起的脂肪垫。青春期开始，这里长出阴毛，逐渐形成尖端向下的三角形阴毛区。阴毛的疏密、粗细、色泽因人或因种族而异。阴阜皮肤上的阴毛和皮下丰富的脂肪组织，是外阴部位的"减震器"，在进行性生活时，可以起到支撑和缓冲的作用，避免双方骨盆"硬核对撼"的痛感。另外，抚摸、揉捏、摩擦阴阜，可能会带来意外的快感。

大阴唇

大阴唇是邻近大腿内侧的一对隆起的皮肤皱襞，外侧面含有皮脂腺和汗腺，青春期开始出现色素沉着、长出阴毛；它的皮下是厚厚的脂肪层，里面有丰富的血管、淋巴管和神经，所以是柔软而敏感的，受伤时易形成血肿。绝经后，因激素水平下降，大阴唇逐渐萎缩，阴毛变得稀少。每个大阴唇里面都藏有一个前庭大腺，在性兴奋时可分泌黏液，起到润滑作用。大阴唇里还有一些特殊的汗腺，与腋下一样，散发特殊的气味，可以激发异性的性兴奋。

小阴唇

小阴唇位于大阴唇内侧，是一对薄薄的皱襞，厚度和形状因人而异，两边有可能是不对称的。小阴唇富含神经末梢，非常敏感，也很容易受伤。刚出生的女孩的父母可能会发现，女儿的大小阴唇都有些红肿、凸出，小阴唇还有点黑，很是担忧。其实，这是宝宝在母亲体内的时候，受到母体雌激素的影响，外阴稍有发育；出生后随着宝宝体内的雌激素逐渐被代谢，在出生后6周左右，会恢复幼女的外阴外观。对于成年女性来说，生育之前，两边小阴唇是紧贴在一起的，可以遮盖阴道，是女性生殖道抵御病原体的第一道关口。有的人在生育后，小阴唇就会无法紧贴，这道关口就不起作用了。

阴蒂

阴蒂位于两侧小阴唇的顶端，和男性阴茎是同源的，只不过在胚胎发育的过程中分化成了不同的器官，两者都含有海绵体，动情时都可以充血勃起。正常情况下，阴蒂长6～8毫米，形状像豌豆。阴蒂前端的阴蒂头含有大量神经末梢，极为敏感，在性爱过程中，适当地、由轻及重地刺激阴蒂或者对阴蒂相连组织进行牵拉，都可以产生极强的性快感，让性爱更加激情，更加持久。

阴道前庭

医学上把小阴唇中间的部分称为阴道前庭。在阴道前庭内，有几个重要的结构需要介绍一下。

◎ 前庭大腺又称巴氏腺，左右各有一个，藏在大阴唇后面，为黄豆大小，正常情况下很难被发现。它的开口在小阴唇与处女膜之间，在性兴奋时可以分泌黄白色黏液，起润滑作用。

◎ 尿道口在阴蒂头的后下方，为略呈圆形的开口，比阴道口小很多。曾经有报道称有人性交时将阴茎插到尿道里去了，令人难以置信！这说明认识自己的身体是多么重要。有研究发现，女性尿道口附近有一对腺体，称尿道旁腺，它们可能与男性的前列腺同源，2002年被命名为"女性前列腺"。这对腺体的开口在尿道里，性兴奋时，可以分泌液体，有润滑尿道口和阴道口的作用。

◎ 阴道口位于尿道口下方，呈硬币大小，形状常不规则，边缘覆有一层较薄的黏膜，即处女膜。处女膜相当于阴道的闸门，它的中央有一个孔，形状、大小及膜的厚薄因人而异。处女膜多在初次性交时破裂，亦可于剧烈运动中破裂，产后仅留有处女膜痕。有部分女性天生就没有处女膜，或者处女膜孔比较大，所以初次性爱时没有落红，也属于正常现象。

虽说现在"处女情结"是备受批评的一种心理症结，我们完全不能将其与"贞操""淫乱"等相关联，越来越多的人丢弃了这种陈旧观念，甚至有些女性将处女膜视为耻辱标志。不过，处女膜还是有一定生理作用的，在未破裂之前，它可以在一定程度上保护阴道，减少感染或者外伤的概率。

有关外生殖器的常见问题

剃除阴毛究竟好不好

现代很多爱美的女性都在纠结一个问题：听说西方国家的女性流行剃除阴毛，这样究竟好不好？我要不要也剃除呢？

阴毛除了上述的缓冲作用，还能减少皮肤与衣物之间的摩擦，尤其是走动时或运动时的剧烈摩擦。追溯到我们祖先茹毛饮血的时代，它还能对阴部起到保暖的作用。

但是，阴毛会导致外阴周围形成温热、潮湿的环境，易引起外阴瘙痒不适，成为滴虫、阴虱及多种致病性微生物的生长场所，引发外阴疾病。有时候，太过茂密的阴毛也会影响美观，比如穿泳衣时可能会造成尴尬。

剃除阴毛会让外阴更加干净、凉爽，减轻体味，并且在性爱时使外阴更加敏感；同时，剃除阴毛可防止来月经时血块黏结，或者阴毛粘在卫生巾背面。

然而剃除阴毛也有坏处，如剃除阴毛的工作量较大，比较麻烦，操作不当还容易划伤皮肤，或者患上毛囊炎；剃除后新长出的阴毛很扎人，尤其是有些人的体毛会越剃越硬，那就会让性伴侣"很受伤"，大大影响性生活的质量。

阴唇粘连

有一些家长发现女儿的大小阴唇粘连起来了，以为是卫生做得不到位、发生慢性感染所致。现在的观点认为这与雌激素水平低下有关，如果没有症状，不建议处理，多数等到青春期性发育后就能分开了；假如宝宝感到不舒服或有症状，如频繁出现尿路感染，就应请医生分离阴唇。

小阴唇的颜色

社会上有些带有偏见的说法，认为女性小阴唇颜色深，就意味着性生活次数多，暗示生活作风有问题。其实，肤色的深浅取决于黑色素细胞的数量。生产黑色素的细胞在身体各处的分布是不一样的，会阴部位的黑色素细胞数量多，局部肤色自然偏深。进入青春期后，卵巢开始发育，分泌各种性激素，促使黑色素细胞"增产"，使身体的不少部位出现色素沉积，到完全成熟后颜色明显加深，常见于乳晕、乳头、外阴等；孕妇身上"变黑"的现象更加明显，这就是性激素的作用；进入老年期，皮肤中的黑色素细胞逐渐减少，再加上性激素的"减产、停产"，对黑色素细胞的促进功能消失，因此老年女性的外阴颜色通常更浅。

小阴唇肥大

有人会认为自己的小阴唇过于肥大，甚至提出要手术矫正。实际上女性青春期时雌激素水平升高，刺激小阴唇正常发育，但是发育的结果因人而异。大多数成年女性的小阴唇宽度在2厘米以内，部分女性可有小阴唇宽度超过2厘米，甚至超出大阴唇，如没有不适症状不需要处理，这不是病理情况，不必担忧。但是小阴唇过于肥大可能会引起各种问题，如走路摩擦疼痛、性交障碍、反复阴道炎症等，出现这些情况建议找专科医生检查、咨询及处理。

阴蒂肥大

阴蒂过大、过长，可能存在雄激素过多的问题，比如先天性肾上腺皮质过度增生，或者胎儿期过多的雄激素暴露，比如有些母亲听信偏方，为了"转胎"在孕期吃了一些含有雄激素的药物。如果怀疑有阴蒂肥大的问题，需要求助专科医生进行专业的诊断和治疗。

处女膜闭锁

处女膜闭锁者俗称"石女"，指处女膜没有处女膜孔，阴道与外界不相通，通常在进入青春期后，月经无法正常流出，出现闭经或周期性下腹痛等症状，也无法进行性生活，这种情况往往还同时合并其他生殖器的发育异常，需要引起重视，及时求医，通过手术治疗来解决问题。

前庭大腺囊肿/脓肿

当前庭大腺的腺管开口闭塞时，分泌物积聚，即可形成前庭大腺囊肿，可以在阴道口两侧的大阴唇被触及；当腺管感染闭塞时，可形成前庭大腺脓肿，出现肿胀、疼痛的症状，这就需要求医用药，甚至手术治疗。

外生殖器的护理

由于女性外生殖器的结构比较复杂，容易藏污纳垢；且其距肛门和尿道的距离很近，容易互相影响，引起感染；因此，日常的清洁卫生工作非常重要。

上完厕所后，为了避免粪便污染阴道和尿道，一定要按照从前向后的顺序，也就是从阴道口向肛门的方向擦拭，不要前后来回擦，更不要一张纸反复用。女宝宝每次大便后最好用温水冲洗，方向也是从前向后，注意不要把大便冲到阴道里。有人喜欢用爽身粉、痱子粉等，其实是没必要的，有时可能适得其反，引起皮肤过敏或者感染。

平时穿衣裤要避免过紧、过厚，内裤要选择柔软、透气的材质，天气湿热时或者月经期，可适当增加更换内裤的频率。总之，就是要尽量保持阴部的干爽。

建议每天清洗1～2次外阴，直接淋浴或用温水冲洗即可，尽量不要盆浴（少泡温泉）。清洗时应从前向后，最后才清洗肛周。清洗后，擦干皮肤再穿衣服。浴具、毛巾等最好单独使用。

1. 外生殖器由阴阜、大阴唇、小阴唇、阴蒂、阴道前庭、前庭大腺、处女膜等部位组成。

2. 阴毛分布的范围、阴唇的形状及颜色、处女膜孔的形状等因人而异。

3. 幼女的阴唇存在粘连风险，应注意检查。

4. 阴蒂是重要的性快感来源器官，如存在肥大的情况需要及时就医。

5. 外阴容易藏污纳垢，且靠近肛门，应格外注意护理的方法。

（丁淼）

阴道不完全使用说明书

 阴道相关的概念

阴道

阴道呈管道结构，由黏膜、肌层和外膜组成，连接子宫颈和外生殖器。阴道平时的长度为7～10厘米，性唤起后可延长和扩张（图1-2-1）。

别名

廷孔、四边、龙门、胞门等。

阴道穹隆

宫颈凸出到阴道，两者连接的地方相对陷凹；子宫在其上方，故称为阴道穹窿（见图1-2-1红框内的上端）。阴道最深处是后穹隆，对应盆腔的直肠子宫陷凹（后陷凹）。

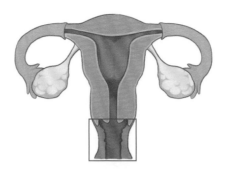

图I-2-I 女性内生殖器官示意图（红框内为阴道）

阴道自带循环自净系统

◎ 卵巢产生的雌激素可使阴道上皮增生变厚，增强对病原体入侵的抵抗力。

◎ 阴道内有多种微生物，以乳杆菌为首，各类病原体之间相安无事，形成微生态平衡。

◎ 阴道上皮细胞中含有丰富的糖原，在乳杆菌的作用下分解为乳酸，维持阴道正常的酸性环境（pH值在3.8～4.4），很多病原体被"酸死"，无法生存。

◎ 阴道黏膜还有自带的免疫系统，包括淋巴细胞、免疫因子等，对病原体有一定的杀灭作用。

◎ 经血定期冲刷，带走病原体。

◎ 阴道前后壁一般是贴紧状态，还有大小阴唇常年闭合，一定程度上可以减少病原体的进入。

阴道常见的问题

阴道炎

虽然阴道自带循环自净系统，但是这个系统的能力也是相对有限的，如果超过化解能力，就可能引起阴道炎。

例如，经常熬夜、过度劳累引起身体健康状态变差、免疫力减弱；围绝经期后雌激素不足引起萎缩性阴道炎；性生活频繁、事后没及时清洁或男方有炎症导致感染；阴道塞异物；接触或使用不卫生的用品；经常冲洗阴道；等等。

所以，一旦发生阴道炎，就要在治疗的同时改变生活习惯，避免超过自净系统化解能力的事件发生。

阴道也会感染人乳头瘤病毒（HPV）

大家都很熟悉高危型HPV持续感染会引起宫颈癌，但是，很少有人知道，HPV也是阴道癌的致病元凶。只不过，阴道感染HPV没有宫颈那么常见，阴道癌也不高发。

如果出现不正常的阴道出血或血性分泌物，或者阴道疼痛不适等情况，就需要检查一下了。在宫颈出现问题需要行阴道镜检查的同时，也需要全面评估阴道壁的情况。

有时，老天也会开玩笑

先天性无阴道或阴道闭锁

在胚胎发育时，如果中肾旁管或中肾管发育融合异常，可能导致先天性无阴道或阴道闭锁，有的患者还会合并无子宫，比如先天性无子宫无阴道的先天性子宫阴道缺如综合征（MRKH Syn-drome），或者常见的处女膜闭锁。

如果女孩到了该来月经的年龄，出现周期性下腹痛、下腹包块，却没有经血流出；或者18岁了还没有月经来潮，都需要先排除这个问题。

如果是为了经血排出，建议及时手术；如果合并无子宫，仅为解决性生活问题，一般建议成年后有了性伴侣再去手术。

阴道横隔、纵隔、斜隔

多数阴道横隔、纵隔、斜隔患者还合并有子宫的畸形，比如子宫纵隔、双子宫等。如果不影响经血排出，不影响性生活，也能怀孕则可以不作处理。但是更多时候会有影响，需要手术纠正。

认识误区：用用会变松？

很多人会有疑惑，跟伴侣在一起时间久了阴道会变松？这可能是心理因素所致。因为时间久了，彼此间会更加熟悉，就没有那么紧张了，性生活的时候更加放松，自然比初始感觉松点。

不过，生过孩子的女性阴道容易变松是真的。因为怀孕和生产的过程对盆底功能有影响，即使是剖宫产也依然存在。大多数女性产后会慢慢恢复，但无法达到最初的状态，还有不能恢复的情况。这就需要我们在产后及时进行盆底康复训练。

本节要点

1. 阴道是一条管道结构，有重要的生理作用。

2. 阴道虽然有自净功能，但是也很脆弱，容易发生阴道炎。

3. 先天性阴道畸形，根据是否有症状、畸形情况等选择合适的治疗方案，多数患者需要手术治疗。

4. 盆底功能障碍会影响阴道松紧度。

（邹世恩）

正确认识子宫颈

子宫颈，通常叫宫颈，当下也是备受关注的一个女性器官。大家看到宫颈，肯定会马上联想到宫颈糜烂、宫颈炎、宫颈癌等病名，但是也想知道宫颈究竟是什么、上面的这些疾病是怎么回事吧？现在，让我们一起来了解一下吧！

子宫颈的位置和结构

从阴道口往里，一直到阴道尽头，可以看到圆柱形的子宫颈，它是子宫的下半部分。我们在阴道里看到的只是子宫颈的一部分，叫子宫颈阴道部，约占整个子宫颈长度的1/3。它最下端的中央有一个开口，叫子宫颈外口，没有经阴道分娩过的子宫颈外口呈圆形；经阴道分娩后的子宫颈外口形成横裂，看起来像"一"字，将子宫颈分为前唇和后唇。妇产科医生做妇科检查就能据此判断出患者是否有过阴道分娩史了（图1-3-1）。

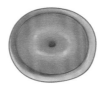
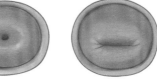

未产妇　　　　　　经产妇

图1-3-1　子宫颈外口示意图

子宫颈外口往里到宫腔，要经过一条狭长的梭形管道，叫子宫颈管。子宫颈管上面的一端就是子宫颈内口，通过子宫颈内口，就进入宽敞的子宫腔了。包裹在子宫腔外面的肌层组成子宫体。由于不同年龄的雌激素水平不同，子宫体与子宫颈的比例因年龄而异，在青春期前为1:2，生育期为2:1，绝经后为1:1（图1-3-2）。

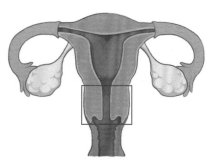

图I-3-2　子宫体和子宫颈剖面图

 ## 子宫颈的功能

正常情况下，子宫颈的质地是坚韧的，摸起来类似鼻尖的硬度；而且它的外围还连接着4条韧带，分别是主韧带和骶韧带，各有一对，这些韧带将子宫颈固定在骨盆中央。子宫颈就像子宫的"闸门"，怀孕时子宫颈"关闸"可以很好地承托住子宫里面的胎儿和羊水，关好大门，保证宝宝不会提前出来，有足够的生长发育时间。一直到临产的时候，子宫颈才慢慢变软、缩短，直到最后"闸门"开放，让胎儿通过、娩出。

子宫颈里面的黏膜含有腺体，能分泌黏液，这些黏液是白带的重要组成部分。受卵巢分泌的雌、孕激素的影响，黏液分泌有明显的周期性变化。

　　在大多数时候，子宫颈管黏液比较黏稠，在子宫颈管里形成黏液栓，可以抵御外来病菌的入侵。在排卵期，受到雌激素的影响，子宫颈管黏液会变得稀薄，类似鸡蛋清，方便精子穿过，而且精子还能从这些黏液中摄取养分，增加活力；排卵之后，卵巢分泌的孕激素使子宫颈黏液重新变得黏稠，形成黏液栓，不利于精子通过，同时也可以隔绝外界的病原体，有利于受孕安全、顺利地进行。人体生理机制设计之精妙，真是令人叹为观止啊！

子宫颈的常见病变及保护

　　有时，由于子宫颈局部受到炎症刺激，会出现子宫颈腺管口堵塞，腺液无法顺畅地排出，从而堆积、潴留形成囊肿，称为宫颈腺囊肿，简称纳氏囊肿。多数纳氏囊肿并不引起任何症状，无须特殊处理。

　　子宫颈外口和子宫颈管表面的上皮是不一样的，外口的上皮是比较光滑的鳞状上皮，而子宫颈管里面的上皮是粉红色的细颗粒状的柱状上皮。鳞状上皮和柱状上皮的边界会随着性激素水平等因素的变化而呈"拉锯战"状态，而这个边界地区（专业名为宫颈转化区，见图1-3-3）比较容易受到HPV的侵袭，如果长时间感染高危型的HPV，就容易引起上皮细胞的病变，出现宫颈癌前病变，没有及时处理的话就会演变成宫颈癌。

　　年轻女性的子宫颈由于受到雌激素的影响，柱状上皮细胞会向外生长，代替外表光滑的鳞状上皮，使子宫颈变成看似"糜

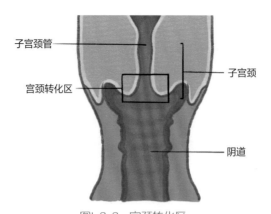

图I-3-3 宫颈转化区

"烂"的外观，但其实这是正常的生理状态，并不是病变。以前所谓的"宫颈糜烂"是一种错误的认识，现在已经摒弃这个容易产生误解的用词了，只要定期做宫颈癌筛查，没有阳性病变，通常不需要特殊治疗。当然，如果合并宫颈炎，出现白带增多并伴有异味、性生活出血等症状，就要找医生检查，进行治疗。

女性朋友们都关心宫颈癌筛查的相关问题。目前还没有非常统一的筛查方案。我国目前推荐25～30岁、有过性生活的女性就可开始规律筛查，可以选择每5年做一次子宫颈细胞学检查（TCT）和HPV联合检查，或者每3年做一次子宫颈TCT，或者每5年做一次HPV检查；连续筛查无异常者，65岁以后可停止筛查。有免疫缺陷、患艾滋病或之前有过子宫颈病变的女性要增加筛查的频率，具体需要医生来做判断。子宫颈TCT和HPV检查有异常者，需要由医生来决定进一步的处理方案，比如阴道镜检查+活检或者宫颈锥切术。

必须强调一点：有HPV感染并不等于得了宫颈癌，不要惊慌失措，自乱阵脚，而是要第一时间去看医生！看医生！看医生！重要的事情说三遍！

近年来随着国产HPV疫苗的上市，宫颈癌再次成为舆论焦点。很多女性朋友都在咨询自己能否接种疫苗、接种哪种疫苗比较好等问题。

根据我国医学专家的共识，9～26岁的女性是HPV疫苗接种的重点人群，但27～45岁的女性有条件接种时也可从中获益。曾经感染过HPV、接受过治疗的女性也推荐接种。不过妊娠期的女性就不推荐接种，哺乳期的女性也慎重推荐接种。目前国内获批上市的HPV疫苗有二价、四价和九价3类，就预防宫颈癌而言，接种二价或者四价的疫苗就可以提供足够的保护力了。另外，要强调一下，即使接种了疫苗，定期的筛查仍然是必不可少的。关于宫颈癌筛查、HPV检查及HPV疫苗接种的相关知识，请详见本书"妇科肿瘤：如何避免谈瘤色变"章节。

本节要点

1. 子宫颈位于阴道顶端，由子宫颈外口、子宫颈管和子宫颈内口构成。

2. 子宫颈主要起承托和抵御外来病菌侵犯的作用。

3. 子宫颈常见疾病有宫颈腺囊肿和宫颈癌前病变，甚至宫颈癌。

4. 宫颈癌筛查有不同的方案和间隔时间，应听从专业医生的建议。

5. 9～45岁的女性均适合接种HPV疫苗，接种了疫苗，宫颈癌筛查仍然要按时进行。

（丁淼）

子宫使用说明书

 名称

　　子宫，别名胞宫、子脏、子处、女子胞、胞脏、血脏等。

形态和位置

　　子宫多呈倒梨形，偶呈底部马鞍状、心形、双叶形，位于女性盆腔内（图1-4-1），由四对韧带悬挂并固定在盆腔中央，两侧连着输卵管、卵巢，下端连着宫颈、阴道。

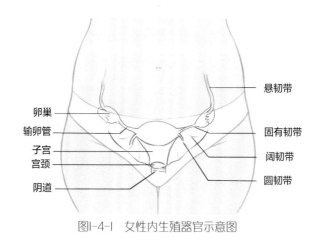

图1-4-1　女性内生殖器官示意图

📋 性状

外观呈肉色，主体部分称为宫体，最顶端称为宫底部，下端通过宫颈部与阴道连接。

📋 结构

子宫表面为脏腹膜，中间为子宫平滑肌，内层为子宫内膜（图1-4-2）。

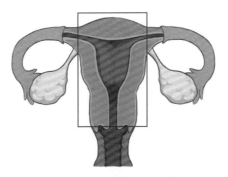

图I-4-2　子宫示意图（红色框内）

📋 功能

◎ 生育。

◎ 月经来潮。

◎ 用于放置宫内节育环。

◎ 保证女性身体的完整性。

规格

◎ 出生后慢慢长大，等到成年后，没有怀孕的子宫长7~8厘米（其中宫颈长3厘米左右），底部宽4~5厘米，厚2~3厘米，重40~50克。

◎ 规格善变，尤其是子宫内膜，每个月都会增生、脱落。

◎ 怀孕后到足月，子宫的重量增加20倍，可容下5升的内容物，包括胎儿、羊水、胎盘等；产后7周会恢复至平时状态。

◎ 绝经后子宫会萎缩。

常见问题

◎ 畸形：纵隔子宫、双角子宫、单角子宫、残角子宫、无子宫等。

◎ 月经不调：月经过多、月经稀发、月经过少、不规律月经、闭经等。

◎ 感染：宫颈炎、子宫内膜炎、子宫浆膜炎等。

◎ 长肿块：子宫肌瘤、子宫腺肌病、子宫内膜息肉、宫颈息肉。

◎ 恶变风险：子宫内膜癌、宫颈癌、子宫肉瘤等。

◎ 不孕不育：子宫腔粘连、子宫内膜菲薄、子宫黏膜下肌瘤、宫颈肌瘤、宫颈机能不全等引起的不孕不育。

◎ 不良的妊娠并发症：自然流产、宫颈妊娠、宫角妊娠、前置胎盘、胎盘植入、子宫破裂。

◎ 妊娠后遗症：剖宫产切口憩室、剖宫产切口部妊娠。

🏷 用法用量

◎ 用于怀孕：1个子宫就够了，如果有2个子宫，反而会坏事，因为双子宫多数偏小，怀孕后不能变得足够容纳足月胎儿大小，容易流产、早产。

◎ 月经来潮：每隔21～35天来1次月经，周期变化不超过7天，每次3～7天，经量5～80毫升，就是正常的。

◎ 用于移植：此类情况比较少见，已有移植成功的案例报道。

🏷 注意事项

◎ 避免多个性伴侣，避免不洁性生活，以减少性传播性疾病的发生，降低宫颈HPV感染的风险。

◎ 做好科学的避孕措施，降低意外怀孕的风险，因为不管是药物流产还是手术流产，都很伤子宫，容易导致不孕、异位妊娠、子宫腔粘连、子宫腺肌病等。

◎ 如果需要做人工流产，请到正规医院去做，减少感染、子宫损伤的风险。通过广告宣传的医院，基本都是黑心医院，慎重选择！

◎ 尽量顺产，不做不必要的剖宫产，这样可以减少剖宫产切口憩室的发生，降低二胎后并发症发生的风险，如前置胎盘、胎盘植入等。

◎ 避免进食不明成分的各类保健品。保健品不是药品，很多成分不明，是否含有激素类成分还未知。这种成分不可控、剂量不可控的东西，可能会损伤子宫，导致子宫内膜增生过长或癌变，或者刺激子宫肌瘤猛长等。

与周围器官的关系

◎ 子宫前贴膀胱、后近直肠。

◎ 两宫角分别与输卵管相连通，宫颈朝下，被阴道紧紧拥抱下半部分。

◎ 通过两边的主韧带和骶韧带固定子宫体，圆韧带保持子宫体前倾，阔韧带防止左右摇晃，卵巢固有韧带拴住卵巢。

组成

◎ 子宫的主要成分为平滑肌，人体三大肌肉之一，与呼吸道、胃肠道的平滑肌相似。它不受人体主观意识控制，可以自主行动。因此，在罕见的情况下，植物人孕妇也能自然分娩。

◎ 子宫内膜为黏膜组织，可以定期生长、脱落，形成月经。经血的主要成分为脱落的子宫内膜和血液，还有一些细胞，没有任何排毒作用。

营养供给

子宫动脉为子宫提供主要的养分来源，怀孕、感染、癌变的时候血供会变丰富。

贮藏

深藏盆腔，体温保存。

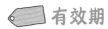 **有效期**

子宫的有效期或许是一辈子。

本节要点

1. 子宫是女性的重要生殖器官。

2. 子宫内膜定期增生、脱落，形成月经，月经可作为判断女性健康的"晴雨表"。

3. 子宫是孕育生命的场所。

4. 从日常小事做起，爱护子宫，避免伤害子宫。

（邹世恩）

存在感不强的输卵管

　　相较于人们对阴道、宫颈、子宫、卵巢的关心，输卵管一直是一个"小透明"。早些年，人们还没有意识到输卵管、卵巢对女性身心健康的重要性，只把输卵管当成附件的一部分，是女性生殖系统的一枚小螺丝钉。只有当人们被不孕困扰时，才会想起输卵管。那么输卵管有什么作用，会发生哪些疾病呢？让我们一起来了解一下吧！

输卵管的位置和结构

　　输卵管位于盆腔内，有两根，就像双胞胎或镜像体，从两个子宫角伸展出来，如同子宫的双臂，手指轻轻抚摸着卵巢。输卵管从子宫角出发，连接子宫角的部分叫作间质部，是整根输卵管上最短的一段。随着输卵管的延伸，其慢慢变窄，称为峡部，结扎常选在这个地方。过了峡部，输卵管又慢慢变宽，称作壶腹部，这段长度占了输卵管的一半左右。精子先生和卵子小姐真正的约会地点正是此处，要是结合后受精卵跑不动了，就会种植在这里，因此壶腹部也是异位妊娠最常发生的地方。壶腹部末端膨大成漏斗状，有多个突出，像手指，又像伞，被称为伞端。伞端偷偷潜伏在卵巢附近，静待卵子排出，然后抓起卵子塞进输卵管里，完成"拾卵"（图1-5-1）。

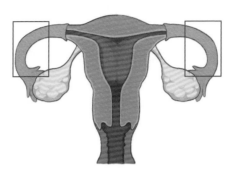

图1-5-1 输卵管示意图（红框内为输卵管）

🏷 输卵管的功能

　　生育是输卵管的最大作用，从某种程度上讲，也是唯一的作用。输卵管是空心的，像两根自来水管，管壁由肌肉组成，管腔内布满纤毛。这些纤毛仿佛一双双小手，向同一个方向挥舞，配合着管壁肌纤维的蠕动，将受精卵传送至宫腔。因此，输卵管解剖结构的通畅和功能的完好是自然怀孕的必要因素，两者缺一不可。否则，精子和卵子就没法相遇，导致不孕；即使遇到了，受精卵也很难继续游动，会随处种植，导致输卵管异位妊娠。然而，试管婴儿技术的创造及发展，跨过了体内精卵结合步骤，逐渐削弱了输卵管在妊娠中的地位。即使双侧输卵管被切除，只要子宫和卵巢在，人们就可以通过试管婴儿技术成功怀孕。输卵管结扎是最有效的避孕方式之一，在计划生育政策下，曾经是家喻户晓的妇产科手术。当然，有时扎错地方，或者没扎牢又通起来，极有可能怀孕。

输卵管常见病变

虽然输卵管的地位越来越边缘化，但是输卵管病变仍然威胁着女性的生殖健康，不容忽视。输卵管积水是最常见的输卵管病变。液体积聚于单侧或双侧输卵管，不仅会造成输卵管堵塞，继发不孕，还会引起盆腔疼痛。疼痛发作将影响女性的生活质量，严重时要挂急诊。有时不孕女性在医生的帮助下成功将胚胎移植至宫腔内，然而输卵管积水倒灌，干扰胚胎着床，最终造成试管失败。有时输卵管积水逐渐增多，慢慢侵蚀卵巢。把卵巢和输卵管融合成一个大的积水袋，我们称之为输卵管卵巢囊肿。多数时候，医生会将这一侧的输卵管和卵巢一起切除。那么这一侧卵巢排卵及释放激素的功能就完全丧失。

原发性输卵管癌较为罕见，早期也不容易被发现，发病的平均年龄在55岁。患者常常在出现阴道大量排液、盆腔包块后，去医院检查才知道。此时，往往是晚期了。这点和卵巢癌很像。输卵管癌的分期、手术方式和后续治疗也和卵巢癌相似。目前发现部分卵巢癌起源于输卵管。因此，生过小孩的女性，年龄大一点往往就没有生育要求了，如果因疾病开刀切除子宫，医生可能会建议术中切除输卵管，这样可以降低卵巢癌的发生风险。在没有生育要求的情况下，即使切除双侧输卵管，对身体也没有什么坏处。

试管婴儿技术虽然在进步，但是这个过程又花钱又遭罪，甚至多次手术才能成功。自然妊娠始终是大众妊娠的主要途径，而健康的输卵管是这条路上必不可少的组成部分。

如何保护输卵管

不要太早进行性生活，如果有，也要讲究卫生，拒绝多个性伴侣。这样可以减少盆腔炎的发生，降低输卵管炎症的风险。成年女性在满足正常生理需求时，也要科学避孕。人工流产手术做多了，也容易引起盆腔炎。输卵管发生炎症时，会出现输卵管粘连、扭曲、不通畅，直接的后果就是不孕、异位妊娠或者慢性盆腔疼痛。其次忌久坐，一般来讲，坐1小时就要起身活动10～15分钟。建议多运动，每周坚持4～5天中等强度、半小时以上的运动，有利于保持输卵管的健康活力。

如果发生结核病，需要及时治疗，不然会累及输卵管，导致双侧输卵管变硬、增生，摸起来像串珠一样，不利于受孕。日常生活中，做到以上几点，将会在很大程度上帮助我们维护健康输卵管的形态及功能。

本节要点

1. 输卵管位于盆腔，包括间质部、峡部、壶腹部及伞端。

2. 输卵管的唯一功能是生育。

3. 输卵管的常见病变是输卵管积水，可继发不孕，部分卵巢癌起源于输卵管。预防性地切除输卵管可降低卵巢癌的发病率。

4. 健康的性生活及适量的运动能够保护输卵管。

（邹世恩）

身负重任的卵巢

　　在女性身体里的众多器官中，卵巢绝对是"明星器官"，虽然卵巢决定了女性个体成为"女人"，但它是身体里功能持续时间最短的器官（除了个别在生命早期就退化的器官之外）。为什么这么说呢？请听我一一道来。

卵巢的位置和形状

　　卵巢是一对扁椭圆形实性器官，住在子宫的侧后方，左右各一。每一边的卵巢都被同侧的输卵管"搂着"，两头分别是外侧的骨盆漏斗韧带（卵巢悬韧带）和内侧的卵巢固有韧带，一里一外把卵巢固定在骨盆壁与子宫之间（图1-6-1）。

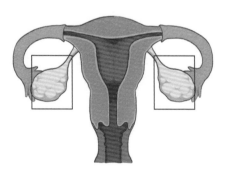

图1-6-1　双侧卵巢示意图（红框内为卵巢）

卵巢的大小、形状随年龄增长而有变化。青春期前卵巢表面光滑；青春期后开始排卵，表面可以看到卵泡；随着黄体慢慢萎缩，卵巢表面逐渐变得凹凸不平；绝经后卵巢逐渐萎缩，变小变硬。医生通过超声检测可以测量卵巢的体积和窦卵泡数，这就是医生用来评估"卵巢年龄"的指标之一。

卵巢表面包裹着一层白膜，再往里是卵巢皮质，这是各种不同级别的卵泡集中的地方，还有排卵后形成的黄体和黄体退化后形成的白体，这里是卵巢的激素和卵子的"生产部门"；卵巢的最内部是髓质，里面含有丰富的血管、神经、淋巴管，这里可以算是卵巢营养供应的"后勤部门"。

卵巢的生理和功能

卵巢有两部"拿手好戏"，一是产生和排出卵子，即生殖功能，这可是要当妈妈必备的条件（图1-6-2）；二是分泌性激素，包括雌激素、孕激素和雄激素，即内分泌功能。有了

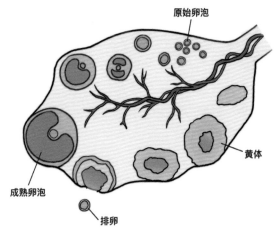

图I-6-2 卵巢和各级卵泡生长示意图

这些性激素，才能形成女性独有的身形和体态，才会有"女人味"。这两部"拿手好戏"的演出时间，从青春期开始，到绝经期结束，持续30多年。这传达出一个很重要的信息，即卵巢的寿命比女性个体的寿命要短得多！

大家都很好奇，卵巢是怎样产生卵子和激素的呢？

卵巢里的卵泡从胚胎时期就出现了，卵泡形成后它们就进入自主发育和闭锁的"卵生"轨道，我们暂时还不清楚确切的机制和调控因素。卵泡里的核心是生殖细胞，不同的时期分别将它们称为卵原细胞和卵母细胞；最多时有600万～700万个，出生的时候大概有200万个，青春期开始时大概只剩下30万个，而这当中，只有400～500个能够成熟并排卵。

卵泡是一拨儿一拨儿发育的，称为"卵泡波"或"卵泡簇"，它们从最早期的形态发育到排卵，大约要持续1年的时间。在此过程中，有一个阶段要依赖促性腺激素，在1个月里促性腺激素的升高就只有几天，就像高考的考期，刚好赶上的卵泡就可以参加选拔，错过时间的卵泡就只能逐渐凋亡。

刚好赶上选拔的几个选手里面，有一个质量最好、表现最优秀的卵泡会被"优势化"，最终里面的卵母细胞成功排卵，被输卵管"拾卵"，进入输卵管内，就可以去和精子"约会"啦！如果约会成功，就结合成受精卵，被送入宫腔，在子宫内膜着床，即怀孕；如果1天内约会失败，这位"状元卵子"就只能走向凋亡。

在卵泡发育的过程中，颗粒细胞和卵泡膜细胞在外来的促性腺激素和细胞里多种酶的分工合作下，可以将胆固醇逐级变成孕激素、雄激素和雌激素，并释放入血。在排卵之前，主要释放雌激素，排卵之后，卵泡变成黄体，主要分泌雌、孕激素，如果没有怀孕，14天后黄体就会退化成白体。在生育年龄中，卵巢内部就这样月复一月地进行周期性变化，排卵并分泌各种激素。

卵巢排卵的功能大致在35岁以后就会明显下降，排出的卵子质量也会越来越差，这也是为什么多数人生育都在35岁之前。因为35岁之后怀孕难度明显增加，而且胎儿流产、畸形的概率也会大大增加；在绝经前大约10年，女性的生育能力跌到最低谷，生育机会殆尽。不管是什么种族的妇女，卵巢的内分泌功能都会在50岁左右完全衰竭，出现绝经。在完全绝经之前的几年，卵巢产生的激素不足可导致月经紊乱、情绪改变等表现，即传说中的围绝经期。

如果因为药物（比如化疗药、雷公藤）、放射线（放疗）、手术或其他原因的影响，在40岁之前出现卵巢功能低下，医学上就称为早发性卵巢功能不全；如果是40岁之前绝经，就称为"卵巢早衰"。

如何保护卵巢

大家肯定会想，卵巢这么重要、"寿命"又这么短，那我们一定要爱护它，有空多去做做卵巢保养。很遗憾，市面上那些所谓的"卵巢保养"方法基本上没什么用，只是一些噱头而已。卵巢的两个功能中，生殖功能基本没有其他代替办法（除非通过赠卵）；内分泌功能倒可以通过人工补充激素来代替。所以，在合适的年龄尽早生育，是对卵巢最好的珍惜。至于某些可能会影响卵巢功能的诊疗活动，也只能由医生根据具体情况来实施。

1. 卵巢决定了"女人"的性别、女性的外貌和生育功能。

2. 卵巢的两大功能是产生性激素和排卵，这两项功能的持续时限只有三四十年，远比现代女性的预期寿命短。

3. 大约在35岁后，卵巢功能明显下降，生育难度增加，妊娠不良结局（如胎儿畸形、流产等）的发生概率增加；绝经前10年生育机会已近殆尽。因此提倡适龄生育。

4. 随着卵巢功能的下降，性激素产生减少，从而出现各种围绝经期症状，如月经紊乱、情绪改变等。

5. 一些药物、化学或物理因素，卵巢手术，疾病等有可能损害卵巢功能。目前没有任何有效的"卵巢保养"手段。

（丁淼）

哪种骨盆比较好

米饭妈明天就怀孕满38周了，明天也是产检的日子。她辗转反侧，就是睡不着。原来在产科建卡的时候，做骨盆外测量时，医生的一句扁平骨盆，让她心凉了半截。她回来自己百度，发现很多扁平骨盆都容易难产，而且不建议顺产。她可是准备三年抱俩的妈妈呢。

第二天，她早早来到了毛医生的诊室。做好B超后，毛医生让她躺在检查床上给她做了四步触诊，然后高兴地对她说："不错不错，宝宝不大，已经入盆了，回家安心待产吧。"米饭妈有点不敢相信道："医生，不是扁平骨盆不能自己生吗？"

温柔的毛医生回头看了一眼米饭妈那浓浓的黑眼圈，笑了。她转身拿出了解剖图谱，扎扎实实地给米饭妈上了一堂课。这一番话语完全消除了米饭妈的顾虑。

骨盆是什么

毛医生说，如果人体是一棵树，双脚是树根，躯干是树干，手臂是树枝，那么骨盆就是地平面。骨盆是支撑身体的中心结构，在生物力学中起着承上启下的传导作用。先天性骨盆发育不良或者长期姿势不良等均会导致骨盆倾斜，会影响多个系统疾病的发生。

骨盆是由骶骨、尾骨和左右两块髋骨及其韧带联结而成的骨性结构，被斜行的界线分为两部分：界线以上叫假骨盆（大骨盆），大骨盆参与腹腔的组成；界线以下叫小骨盆（真骨盆），这才是骨产道的组成部分（图1-7-1）。骨产道的大小、形态与分娩有着密切的关系。骨产道异常可使胎儿娩出受阻，难产率上升。

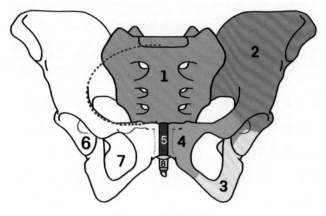

图1-7-1　骨盆示意图

注：1为骶骨，2为髂骨，3为坐骨，4为耻骨，5为耻骨联合，6为髋臼，7为闭孔，8为尾骨。

 哪种骨盆适合顺产

由于女性骨盆承担着骨产道的大任，所以男女骨盆的形态自然不一样。女性骨盆一般可以分为以下四种。

◎ 女型，上口近似圆形，下口较宽大，骨盆腔短而宽，呈圆形或横卵圆形。

◎ 男型，上口呈心形，下口较狭窄，骨盆腔较窄长，呈心脏形或漏斗形。

◎ 类人猿型，即纵椭圆形，各平面前后径长，横径短。

◎ 扁平型，即横卵圆形，但前后径很短。

分娩的快慢和顺利与否，都和骨盆的大小与形态是否异常有密切的关系。一般在产科建卡时，医生就会给孕妇做外骨盆测量，来搞清骨盆的大小与形态，了解胎儿和骨盆之间的比例。幼年有佝偻病、脊髓灰质炎、脊柱和髋关节结核的初产妇，以及有外伤史或难产史的经产妇应列为重点观察对象。

在这四种骨盆形状中，第一种和第三种，也就是女型和类人猿型是比较容易顺产的，而第二种和第四种，也就是男型和扁平型则不利于顺产。米饭妈因为骨盆外测量得出的数据发现其骨盆前后径较短，被医生判断为扁平骨盆，列为重点观察对象。那扁平骨盆一定不能顺产吗？那也不一定！

和分娩密切相关的还有骨盆的三个平面，即骨盆入口平面、中骨盆平面和骨盆出口平面。扁平骨盆属于入口平面较为狭窄（胎头进不了骨盆），漏斗骨盆则为出口平面较为狭窄（胎头出不了骨盆）。一般在怀孕38周，医生还会在产检时评估胎头和孕妈的骨盆是否相称。第一胎的孕妈一般在预产期的前1个月，也就是妊娠36周时胎头入盆，这说明有顺产的可能性。

米饭妈就是这种情况，虽然骨盆形态轻微异常，但其他条件较好，各径线均大于正常低值径线，也有可能经阴道顺利分娩。并且米饭妈饮食控制得好，胎儿头不大，所以毛医生检查后，发现胎头已经入盆了，就自然让她放心回去待产了。毛医生说还有一种骨盆，虽然形态正常，但各条径线均小于正常径线最低值至少2厘米，临床上把这种骨盆叫作均小骨盆，一般发生在比较矮小的孕妇身上，这种骨盆难产概率大，一般不建议阴道试产。

毛医生还补充了两点给妈妈们：一为胎儿的头部比较软，在分娩过程中可以变形，以适应产道，胎头稍微大一点的妈妈也不用太焦虑。二为即使胎头入盆了，在试产过程中也可能出现胎头在中骨盆受阻，导致顺转剖。

骨盆里兜着啥

毛医生还指出，骨盆外形像水盆，水盆是用来盛水的器皿，而骨盆同样也具有放置和保护肠道、泌尿器官、生殖器官等重要脏器的功能。骨盆底是封闭骨盆出口的软组织，由多层肌肉和筋膜组成。从前到后共有三个出口，分别是尿道、阴道、肛门这三个出口。分娩处理不当会损伤骨盆底组织或影响其功能。无论是顺产还是剖宫产都会使盆底肌变得松弛，顺产会更加明显一些，而且年龄越大会越明显。如果盆底肌松弛，会对身体产生很多的影响，如使阴道松弛，严重时会影响夫妻性生活；还会导致压力性尿失禁，打一个喷嚏就可能尿失禁。

盆底肌的训练越早开始越好，在怀孕之前和孕期就可以在专家的指导下进行盆底肌训练，这样更有助于孕妇顺产。产后两天产妇就可以开始进行盆底肌修复了。目前很多妇幼保健院都已经开展产后尿动力学评估和盆底肌修复的项目。如果产后有漏尿或其他自觉明显的盆底肌受损症状，可到正规机构及时就诊。产后半年是修复的黄金时段。

听完毛医生的这堂课，米饭妈彻底放下心来。她庆幸自己孕期的合理饮食和多年的运动习惯帮了大忙。这不就是"先天不足，后天来凑"嘛！今天回家，终于可以踏踏实实睡个好觉了。

本节要点

1. 骨盆为胎儿娩出的骨产道，骨盆的结构和形态与能否阴道分娩密切相关。

2. 骨盆形态或组成骨间径线的异常可引起分娩异常。

3. 骨盆底是封闭骨盆出口的软组织，若盆底组织的结构和功能有缺陷，容易导致盆腔脏器膨出、脱垂或分娩障碍。

（顾超）

需要悉心呵护的乳房

　　女性的乳房身兼数职，具有多种功能。对自己而言，即女性性征和魅力体态的构成，也是为人妻子和母亲的专属"设置"之一；对丈夫而言，是性感和美丽的象征；对孩子而言，代表着母爱和生命！

　　自古以来，乳房就被看作女性身体的象征，古希腊艺术家雕刻的裸体女性和文艺复兴时期欧洲画家创作的美丽女神中，都会突出完美的乳房。乳房不但可以哺育后代，而且是女性散发魅力、对男性产生性吸引的重要部位。拥有美丽的乳房是每个女性的梦想，那么如何能拥有健康、美丽的乳房呢？详细的保养说明在"女性身体使用常见问题（保养说明）"章节中可以找到答案。

　　生命的不同阶段，乳房承担着不同的职责。让我们一起解析乳房的阶段性变化，成熟乳房的结构、功能和维修、保养方法。

乳房的阶段性变化

　　幼儿时期，乳房只有小小的乳头，像花骨朵一样静静等待绽放的时刻。

青春期开始，在雌激素的作用下，小花骨朵逐渐长大，乳头、乳晕变大，颜色变深，皮下脂肪增厚，乳腺导管延伸，腺泡也慢慢扩大，最终完全发育成熟。成熟的乳房呈半球形，乳头位于半球的最凸起处。这时的乳房坚挺、圆润、柔软、富有弹性，是女人一生中最美的时刻。

青春期后，乳房发育停止，乳腺组织随着月经周期里各种激素水平的波动而发生变化，乳腺泡就像潮汐一样，扩大、缩小，涨涨落落，伴随着月经周期发生周而复始的变化。月经中期乳腺泡开始扩张，女性会感觉到乳房变大，胸部出现肿胀疼痛；月经期是女性体内激素水平最低的阶段，此时的乳腺泡萎缩，乳房感觉最为舒服。只要没有绝经，女性的乳房就会发生这样周而复始的变化，并导致乳房出现周期性胀痛，这是一种生理性疼痛，不必过分担心。

妊娠期，乳房开始为养育后代做好准备。妊娠初期和中期，在雌激素和孕激素水平升高的共同作用下乳腺的小导管和乳腺泡逐渐增多、增大；妊娠后期，垂体分泌催乳素，乳腺泡开始具备了分泌乳汁的功能。

哺乳期，雌、孕激素水平下降，催乳素水平上升，此阶段乳腺泡变得更大，腺腔内充满乳汁。断乳后，催乳素水平下降，乳腺泡停止分泌乳汁，腺体组织逐渐萎缩，脂肪组织增多。

绝经后，卵巢功能衰退，雌激素水平下降，乳腺导管和乳腺泡逐渐萎缩、退化，皮下组织也逐渐减少，乳房变得松弛下垂。

🏷 成熟乳房的结构

乳房由皮肤、乳腺组织和脂肪共同构成（图1-8-1）。

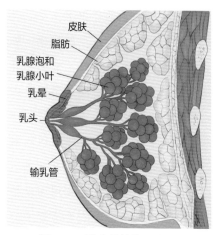

图I-8-I　乳房的结构示意图

　　乳房腺体由15～20个乳腺叶组成，每一个乳腺叶分成若干个乳腺小叶，每一个乳腺小叶又由10～100个乳腺泡组成。乳腺泡紧密地排列在小乳管周围，它的开口与小乳管相连。许多小乳管汇集成小叶间乳管，多个小叶间乳管汇集成输乳管，每个乳腺叶都有一根输乳管（图1-8-2）。输乳管共15～20根，以乳头为中心呈放射状排列，汇集于乳晕，开口处在乳头，称为输乳孔。

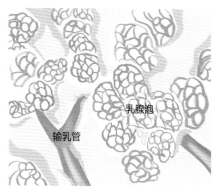

图I-8-2　乳腺泡和输乳管示意图

🏷️ 乳房的功能

乳房是女性的第二性征。乳房是女性性成熟的重要标志，也是分泌乳汁、哺育后代的器官。乳房对女性来说也是重要的性器官，它是女性最重要的性敏感区之一，在性活动中起着重要的作用。

对孩子而言，乳房是母亲所特有的，代表的是母爱和养育之情。妈妈的乳房在怀孕期间就已做好分泌乳汁的准备，孩子出生后在婴儿吮吸的刺激下，乳房开始规律产生并排出乳汁，以供婴儿生长发育。母乳是最天然、最适合婴儿的食物。对于宝宝来说，吃母乳好处很多，不仅方便，温度适宜，营养丰富，而且还能增加亲子间的沟通，减少宝宝生病的概率。

🏷️ 乳房的日常护理

在乳腺门诊，绝大部分的场景是这样的：

患者（紧张焦虑）：医生，我乳房疼，我自己还摸到有肿块，想检查一下。

医生（淡定）：疼了多久啦？肿块是什么时候发现的？

患者：好几个月了，疼的时候就摸到肿物了。

医生：怎么样的疼法？

患者：一直隐隐作痛，有时像针刺一样剧烈疼痛，碰都不能碰，尤其是乳头部位，戴胸罩摩擦都痛，我都不敢让老公碰。

医生：整个月都痛吗？

患者：不是的，大概月经前2周开始，一来月经就好了。

医生：好吧，你躺在检查床上，我帮你检查一下。

体检后，医生：你说的自己摸到肿物，在哪里呀？指给我看看。

患者（用手捏着乳房）：你看，就是这里呀，一大团，摸着硬硬的。

医生：你这样捏乳房的检查手法是错的，里面疙疙瘩瘩的全是腺体，要用手指在乳房皮肤表面摸。

患者（稍微松了一口气）：那你摸到肿块了吗？

医生：我没有发现问题。但是因为手检只能摸到比较大的肿物，想要看看有没有小的肿物，还需要做B超。将来你40岁以后，还要加上钼靶检查。今天我先帮你开B超检查单，检查结果出来后拿给我看。

患者做完检查：医生，这是我的B超结果（双侧乳腺小叶增生，BI-RADS 1级），你帮我看看有没有问题。

医生：分级为1级，没有问题的，很正常。

患者：那为什么会痛呢？

医生：乳房疼痛和摸到肿物之间是没有关系的。肿物是器质性病变，而疼痛是主观的感觉。你的乳房疼痛跟月经周期有明显的关系，主要是由于激素水平波动引起的。

患者：那为何我原来没有，最近几个月才出现疼痛呢？

医生：乳房的疼痛程度跟情绪紧张、心情不好、工作压力大有关系。你最近睡眠怎么样？

患者：我最近工作比较多，确实睡得晚（或者最近老公/小孩老惹我生气）。那我需要吃药吗？

医生：你现在没病，不用吃药。只要保持心情舒畅，饮食清淡，坚持体育锻炼，多休息，乳房疼痛不用吃药也能好。

患者：那我平时要吃点什么来保养乳房呢？可以去美容院做乳房按摩疏通经络吗？

医生：良好的生活习惯和平和的情绪是乳房最好的保养品。不要往乳房上涂抹成分不明的东西，更不宜做所谓的乳房按摩，这些对乳房只会产生不良刺激。建议定期来医院做检查，发现问题，尽早处理，这样才是最好的乳房保养方法。

注：乳房B超检查的BI-RADS评分从低到高分为1～6级，数字越高表示情况越严重。1级是正常乳房，2～3级表示乳房内存在良性肿物，4级表示肿物有可能是恶性肿瘤，5级基本确定为恶性肿瘤，6级表示病理上已经确定了为乳腺癌。一般医生会根据BI-RADS的分级给出相应的建议，1～3级定期检查，4级微创活检，5～6级需要立即手术或进行其他治疗。

🏷 乳房的孕期保健

怀孕3个月之后我们就可以开始对乳房进行保健了。有先天性乳头凹陷的女性可以趁孕期乳房二次发育的时机对凹陷乳头进行手法矫正。每天清洁乳房和手后，用手指轻轻挤压乳头根部，向外提拉乳头，坚持做，轻到中度的乳头内陷可以成功矫正。

怀孕6个月后，每天对乳房和乳头进行清洁和按摩是必备的功课，可以有效疏通乳管，减少产后乳汁淤积的情况，并增加乳头皮肤的韧性，减少乳头皲裂的风险。乳房清洁后用热毛巾对乳房进行热敷，轮流热敷几分钟之后开始按摩乳房，将拇指同其他四根手指分开，然后握住乳房从根部向顶部轻推，从乳房的各个方向都做一遍，接着进行适当的挤压式按摩，最后用毛巾擦拭乳头部位。

哺乳期更要做好乳房保健，除了每天进行乳房、乳头的清洁和按摩之外，还要注意以下四个方面：①哺乳前清洁乳头和乳晕，让宝宝将乳头和乳晕完全含住；②及时清除乳头表面的乳痂，以免乳汁排出不畅造成乳房内淤滞；③每次喂奶让宝宝吸空，如未吸空，可用手按摩或用吸奶器挤出剩余乳汁；④不要让宝宝含着乳头睡觉，避免宝宝咬乳头而诱发感染。

本节要点

1. 乳房是女性性征之一，青春期开始发育和隆起，形成女性特有的身体曲线。同时，乳房又是哺乳的专属器官。

2. 乳房组织受性激素水平波动的影响，在月经周期中可能会有乳房的周期性胀痛，属于正常生理现象。

3. 建议成年女性定期做乳腺检查以便及早发现可能出现的异常情况。

（饶南燕）

月经，不只出血这么简单

女性生理成熟的标志就是规律的月经来潮。月经是子宫内膜周期性生长、脱落排出的内膜组织和血液。这种周期性的变化是由卵巢分泌的雌激素和孕激素共同调节的，而雌、孕激素又受到垂体和下丘脑等器官的调控。

这当中暗藏着一条看不见的线，精密地调控女性体内激素的周期性波动，这条线就是下丘脑-垂体-卵巢轴（HPO轴）。

HPO轴就是一个简化的政府

H：下丘脑；P：垂体；O：卵巢。

这些都是英文的缩写，如果把卵巢换成其他的内分泌腺体，比如肾上腺、甲状腺等，就可以组成其他的轴，如HPA轴（下丘脑-垂体-肾上腺轴）、HPT轴（下丘脑-垂体-甲状腺轴）等。

HPO轴如果简单地按照级别高低来排序，就是这样：大脑皮层 > 下丘脑 > 垂体 > 卵巢 > 子宫内膜。

下丘脑管着垂体，两者都在头颅里，其实下丘脑还受到隐藏的大BOSS管辖，就是大脑；垂体管着卵巢，卵巢又影响子宫内膜，而卵巢和子宫藏在盆腔里。那么，头颅和盆腔中间隔着一个上半身，它们是如何传达调控指令的呢？

上级如何命令下级

现实官场中，上级下指令的方式很多，如开会、写信、打电话等。

其实，HPO轴的上级给下级发送指令，有点像我们日常生活中的打电话。通信信号是以激素的形式在血管中传播，好比电流在电话线里传递，或者电磁波通过基站在不同的手机中传递一样。当然，头颅里的器官，因为挨得近，有时候也用最原始的方式直接传递信号，可能是激素，也可能是神经递质。

上级可以下达指令，下级当然也可以向上级汇报工作。HPO轴也是如此，只是方向反了过来。在医学上，下级向上级汇报工作叫反馈。

HPO轴涉及的激素主要有：下丘脑分泌促性腺激素释放激素（GnRH），垂体分泌卵泡刺激素（FSH）和黄体生成素（LH），卵巢产生雌激素（E）和孕激素（P）。雌激素刺激子宫内膜增生，孕激素促进子宫内膜转化。

来一次月经要分四步走

月经期

此时，雌、孕激素水平都很低，子宫内膜撑不住就会脱落出血，形成月经（图1-9-1）。当功能层的子宫内膜脱落得差不多了，经血就慢慢变少了。

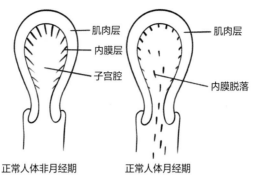

肌肉层
内膜层
子宫腔

肌肉层
内膜脱落

正常人体非月经期　　　正常人体月经期

图I-9-I　月经期子宫内膜脱落示意图

但是，雌激素不会一直这么低，子宫内膜还需要长起来。于是中层干部垂体开始发力，多生产一点FSH，命令卵巢的卵泡发育、分泌雌激素，慢慢地子宫内膜又开始增生，长出新的功能层内膜，月经也就结束了。完成初步使命的FSH就会减少产量。

卵泡期

月经期结束后，领导又开始想着要抱孙子了，这得先让子宫内膜肥沃起来，受精卵才好种植。

于是垂体接到了这个任务，使LH慢慢增加，这个过程差不多需要1周的时间。

在这个过程中，雌激素会给下丘脑打小报告，让它命令垂体少派点FSH过来。所以，FSH只是维持在较低水平，雌激素不会受到高压控制，活得潇洒自在，产量慢慢增加。

FSH和LH让卵泡发育成熟，雌激素也刺激子宫内膜增生到足够肥沃，接下来就要排卵了。

排卵期

卵泡成熟后，先是在短时间内产生大量的雌激素，形成月经周期中的第一次雌激素高峰。于是，雌激素得意地跑去告诉下丘脑："老大，我们都准备好了，快让卵子排出来吧。"

下丘脑快速扫描一下全身，发现手下们都做得不错，于是增派GnRH刺激垂体，LH的产量大大增加，同时FSH也少量增加，分别形成高峰，成熟卵泡立刻就排出卵子。排卵试纸测到的就是这个LH的高峰，可以间接提示正在排卵。

兴奋起来的LH和FSH维持24小时后开始萎靡、减少。雌激素越级汇报的事情叫作正反馈，整个过程大概持续2～3天，而排卵这个事件一般发生在下次月经来前的14天左右。

黄体期

排卵后，FSH、LH和雌激素水平快速下降。在少量FSH和LH的刺激下，排卵后的卵泡慢慢变成黄体。

黄体接着分泌雌激素和孕激素，这个时候子宫内膜不再继续增生，而是被孕激素转化，形成分泌期的改变，为受精卵着床做好准备。

LH高峰出现后的第8天，黄体产生的雌、孕激素产量又一次达到高峰，在这个时候，如果有受精卵着床，黄体就会一直维持，直到胎盘形成。

但是，生命中的大多数时候都是充满遗憾的，受精卵没有到来，高产量的雌、孕激素给了上级领导一个负反馈：您的孙子（女）没有出现，让我们休息一下吧。领导们只能遗憾地接受了现实。FSH和LH逐渐变少，黄体也开始萎缩，雌、孕激素也就变少了。

雌、孕激素降低到某个水平时，子宫内膜也不干了：世界这么大，我要出去看一看！于是，月经又来了。

一般来说，黄体期的时间相对比较固定，为12～14天，卵泡期有长有短，导致月经周期的长短也不同。

HPO轴有时候也很脆弱

我们可以看到，HPO轴受到大脑的调节，所以，如果遇到重大变故、心情不好时，也会让这根轴出现偏差，导致月经不调。

其他的内分泌腺体也处在大脑、下丘脑和垂体的调控之下，如果这些内分泌腺体出现问题，比如甲状腺功能亢进、甲状腺功能减退、库欣综合征等，也会影响卵巢功能，从而导致月经失调。

还有很多可以影响HPO轴的因素，大家可以看看其他章节的内容。

外来性激素的影响

外来的性激素，比如短效避孕药，每天口服一粒可以补充雌、孕激素，这样就会给下丘脑和垂体一个信号：我们的激素已经够啦，不用卵巢再生产雌、孕激素啦。于是，中枢就会被迷惑，不刺激排卵，卵巢几乎不再产生雌、孕激素。不过别担心，吃进去的激素足够刺激子宫内膜产生月经样的出血。所以，避孕药既可以避孕，又可以调经。

还有一种GnRH类似物（GnRH-α），每28天打一针，它模仿天然GnRH的结构，占领垂体上GnRH的受体，就阻断了下丘脑给下级发号施令的渠道，从垂体开始，各级消极怠工。停药后，

HPO轴慢慢恢复正常，卵巢功能也会逐渐恢复。

月经受到精密的调控，从大脑开始，直到子宫内膜。越是精密，越容易受到干扰。所以，大家要健康生活，保护HPO轴，才能让月经规律。

本节要点

1. 规律的月经来潮是女性生理成熟的标志。

2. 月经的调节很精密，也很容易受到各种因素的干扰，从而发生月经紊乱。

3. 月经是女性生理和心理健康的"晴雨表"。

（邹世恩）

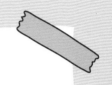

女性不同年龄段身体的特点及使用方法

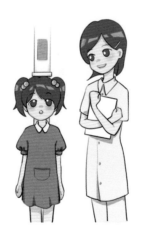

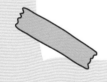

胚胎时期

胚胎性别的形成

当我们是一粒种子时，是没有性别的，胚胎的性别要到第九周才能通过外生殖器辨认。性别由谁说了算呢？主要由两个因素决定：遗传（性染色体）决定你的内在是男还是女（图2-1-1），内分泌（性激素）决定你的外观表现为男性还是女性。

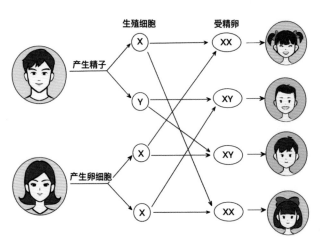

图2-1-1 性染色体决定胚胎性别示意图

胚胎生来平等，性染色体在性别决定中起主导作用。简单来说也就是Y染色体上的SRY基因决定我们是男生还是女生。那么这个Y是从哪里来的呢？自然是来源于这些胚胎的爸爸们，所以生男生女在于爸爸们有没有把Y给我们，当我们来到生殖腺分化的路口时，出示Y通行证就进入男孩子的成长之路，从婴儿到少年再到青年，年轻帅气、意气风发、有力量、有担当、为夫为父……没有Y通行证就进入女孩子的成长之路，豆蔻年华、成熟美丽、外在柔软、内核坚强、为妻为母……人生从一开始是无性别之分的，一旦分化，各司其职，各自领悟人生的精彩，到了年华已逝，激素水平衰退，垂垂老朽之年，从外观上我们也难以分辨性别了，仿佛从终点又回到了起点，尘世种种，大抵如此。

🏷 女性胎儿的性腺和卵子

前面说到内分泌（性激素）决定了一个人的外观表现为男性还是女性，那么性激素又是从哪里来的呢？性激素主要来源于性腺，女性的性腺就是卵巢。

女性胎儿处于3个月胎龄时，原始卵泡（primordial follicle）就出现了。20周时生殖细胞为600万～700万个，出生时初级卵母细胞数目可达100万～200万个，儿童期多数卵泡退化，青春期只剩约30万个。只有少部分的初级卵母细胞能够成为成熟卵子，有生育能力，大部分退化消失。女性一生中一般只有400～500个卵泡发育成熟并排卵，仅占总数的0.1%左右（图2-1-2）。

"万里挑一"有依据吗？好友珠珠来见未来公婆了，婆婆给了她一万零一元的见面礼，俗称"万里挑一"，珠珠开心地和我聊着见面场景，憧憬着未来的婚后生活，我听着听着突然感觉这不只是一个美好的祝愿，也是现实情况的表达。从卵泡

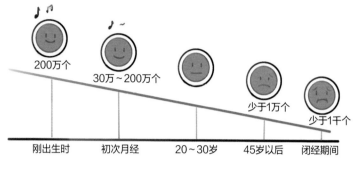

图2-1-2　女性卵泡数量示意图

发育过程来看，我们每个女性的卵子，尤其是以后可能成为小宝宝的种子，实在是万里挑一。可见我们每个人都是千挑万选的结果，说是万里挑一都不为过呢。所以要珍惜我们的每一颗卵子。

胚胎期是指从一颗卵子到一个小婴儿出生的时间，约40周，在这个过程中我们获得了性别、生殖器官和其他器官，可以说是一生的基础，如果妊娠期间母体受到不利因素的影响，如感染、创伤、滥用药物、接触放射性物质、接触毒物、营养缺乏、疾病、精神心理创伤等，都可能造成严重后果，所以要重视孕期保健，这是孕育一个健康宝宝的基础。我们常常说不要让孩子输在起跑线上，在胚胎时期就应该开始重视了。

> **本节要点**
>
> 1. 性染色体决定胚胎性别。
>
> 2. 女性胎儿的卵巢中已经储存着供女性终生使用的卵子，出生时卵巢里的初级卵母细胞数目可达100万～200万个，但女性一生中一般只有400～500个卵泡发育成熟并排卵，绝大多数的卵子自行退化。

（董梅）

新生儿期

宝贝离开母体28天内是新生儿期，离开那个住了很久的"房子"会有些不适应，妈妈们对小生命的到来也常手足无措，处于相互磨合期，妈妈们日夜观察着小宝贝，常会发现一些异常，但是不要惊慌，需要了解其生理原因。

宝宝流血了怎么办

有些妈妈在月子期间就紧张地抱着宝贝来求医："医生，我的孩子阴道有分泌物，阴道流血了，小女孩怎么可能有这些呢，是不是出生过程中伤到了呀？"答案当然是否定的，女性胎儿受胎盘及母体性腺产生的性激素影响，外阴丰满，子宫和卵巢会有一定程度的发育，出生后血液中性激素的水平迅速下降，可出现少量的阴道流血，属于正常的生理现象。

宝宝的乳房能挤出液体，要不要挤干净

女性胎儿受母体及胎盘激素的影响，出生后乳房隆起或少许泌乳。脱离母体环境后，乳房逐渐恢复至正常未发育状态。

这些都属于正常的生理现象，千万不要随便挤，会增加感染的概率。

本节要点

1. 女孩在新生儿期可有少量阴道出血，属于正常的生理现象。

2. 女孩在新生儿期有少许泌乳也属于正常的生理现象。

（董梅）

儿童期

女性一生从呱呱坠地到长大成人的过程是女大十八变，其中，儿童期（即婴儿期后、青春期前）是变化较和缓的一个时期。新生儿期（即出生后28天内）后即进入儿童期，儿童期约为10年，在这个时期，家长需要重点关注女孩的生长发育情况，定期测量身高（图2-3-1）。

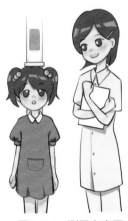

图2-3-1 测量身高图

身高

身高是一个重要的衡量生长发育情况的指标。2岁以后身高稳步增长，平均每年增长5～7.5厘米。2～12岁身高粗略计算公式：

身高（厘米）＝年龄×7+70

身高的个体差异很大，受到遗传、营养、环境、精神心理因素、睡眠和运动等多种因素的影响。每年的增长速率是家长需要关注的，建议每年测量孩子的身高并记录。可以在家里的墙上贴上身高测量尺（图2-3-2），定期测量孩子的身高并在

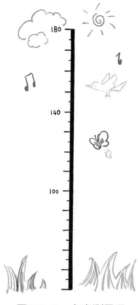

图2-3-2　身高测量尺

测量尺上画线，同时记录测量日期。

 体重

　　孩子在2岁后到12岁前，每年的体重稳步增长约2千克。
2~12岁孩子的体重粗略计算公式：

　　体重（千克）＝（年龄-2）×2+12

　　或体重（千克）＝ 年龄×2+8

　　体重也存在个体差异，一般在10%左右。

性器官发育

儿童期生殖器官的发育处于静止状态。

儿童期乳腺的发育处于一个较长的相对静止状态，生长缓慢，其生长速度与身体各部分的发育速度一致。

本节要点

1. 儿童期身高稳步持续增长，其增长规律可用公式计算，建议家长定期记录孩子的身高。如有发育异常可及早发现。

2. 儿童期生殖器官的发育处于静止状态，乳腺的发育处于相对静止的状态。

（杨冬梓）

青春期

当女孩10岁左右、身高突然激增时，她们的父母常常会在一瞬间意识到，自己的孩子即将进入青春期，这是一个生命力旺盛、意气飞扬、令人向往又叛逆挣扎的时期。踏上青春期之旅，一路上的景色不仅有草长莺飞、清新嫩绿，也有寂寞森林、躁动迷茫，而在父母亲的体验中，如何与青春期的孩子相处又是一个极具挑战性的难题。

对这些从性别感模糊的儿童骤然成为少女的女孩们来说，青春期三个字就足以让她们感到困惑：青春期是什么？和自己无忧无虑的前十多年生命有什么不一样？也就是在这个时段开始，女孩们开始发现自己与男生的不同，性别感似乎是在一夜之间涌进脑海。

青春期和第二性征的含义

由医生来解答青春期这个问题的话，答案也许是这样的：我们把青春期称为"从儿童期过渡到成熟期的中间时期"，什么叫"中间时期"？简单地说，就是从小朋友10岁左右、个头猛长开始，直到20岁左右、进入大学后、几乎无法继续长高的这个时期。长高可以说是青春期最为明显的、可以被所有人发现的首要特征了。除长高外，青春期还有另外一个明显但我们常常羞于提及的特征：第二性征明显发育。

那么，什么叫作第二性征呢？通俗地说，第二性征就是使女性看起来像女人，使男性看起来像男人的体表、体态特征。具体来说就是女性的乳房，男性的喉结、胡须，男孩、女孩都会出现阴毛和腋毛的变化特征。

此外，还有更隐秘的性器官发育、嗓音变化、骨骼成熟、肌肉和脂肪的改变以及精神心理的变化，中枢神经系统以及神经内分泌调节功能亦随同迅速发育、成熟，这些都是身体从儿童转换成为成人的必要变化，这个时期的变化及其出现的时间段可以用图片来展示（图2-4-1）。

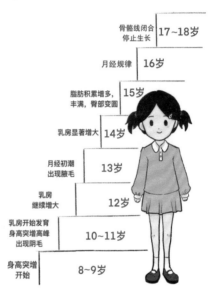

骨骼线闭合 停止生长 17~18岁
月经规律 16岁
脂肪积累增多，丰满，臀部变圆 15岁
乳房显著增大 14岁
月经初潮 出现腋毛 13岁
乳房继续增大 12岁
乳房开始发育 身高突增高峰 出现阴毛 10~11岁
身高突增开始 8~9岁

图2-4-1　女孩青春期发育图

🏷 身高和身体组成

身高

小美的妈妈在女儿9岁的时候，发现她突然开始长高了。如果这是一位记忆力很好的妈妈，她就会想起来女儿上一次快速长高时还只是一个小婴儿。小美在同龄人里是发育得比较早、发育得最好的那一批，她还能快速长高两三年，每年都能增高

5厘米，如果幸运，她就能从教室的第一排，变成坐在最后一排，俯视全班的男孩、女孩。

男孩们虽然在18岁后大部分都能比小美高，但在这个时候，他们还没开始拉长他们的大腿，在让小美先长了两年之后，他们才突然后发制人，一个赛一个地长成真正的"长腿欧巴"。

身体的增高常常从双腿开始，然后是双臂，最后是躯干，这几乎是所有人都一致的规律，医生们称其为"青春期生长的向心律"，生长的顺序由外而内，指向心脏，所以是"向心"。

在女孩的身体里，潜藏着还没开始发育的、小小的子宫和卵巢。在身体猛长了两三年后，它们也开始按捺不住，悄悄地在腹中开始发育，卵巢也开始尝试工作——分泌雌激素，从这时起，女孩们就会在猜测和疑问中，迎来她们的第一次月经（我们称第一次月经为"初潮"，关于月经，我们在后面的章节还会详细介绍）。初潮后身高增长速度会明显放慢，到18岁之后，晚一点的可能会到20岁，骨骼就已经首先成年了，骨骺开始闭合（这意味着骨头没法再拉长了），身高也在这时稳定下来。

女孩的身体发育在正常青春期乳房发育的后期，平均12.1岁发育最快，发育的高峰在初潮前，在青春期的前期四肢的增长要快于身体的增长，所以男性腿较长，而在青春期身体比四肢发育更快。发育期间内分泌激素起到了重要作用。

男孩、女孩骨盆的发育在10岁前无明显区别，在青春期的前期女孩骨盆的增大比男孩明显，骨盆的大小和形状在男女之间出现明显不同，青春期少女的骨盆变宽，略呈圆形，有利于日后的分娩。

女孩身体组成的变化也有其特点

人体由瘦体重与脂肪两部分组成，脂肪组织是人体中的易变部分，瘦体重（去脂体重）为除脂肪以外身体其他部分的重量，是人体相对恒定的部分，包括肌肉、骨骼、器官等，肌肉是其主要组成部分。体重、骨量和体脂在青春期前的男孩、女孩中相似，青春期身体组成也发生变化，瘦体重随年龄的增长，性别差异显著。男孩瘦体重增长迅速、幅度大、持续时间长，20岁时达到最大值；女孩的瘦体重则增长相对缓慢、持续时间短，18岁后停止增长。随着年龄的增长其差别越来越大，11岁时女孩的瘦体重与同龄男孩接近，但到20岁时仅有同龄男孩的60%左右。女孩臀宽大于肩宽，而男孩肩宽大于臀宽，这主要是由体内性激素的不同作用引起，性成熟后男孩比女孩体力强，成年男性的肌肉细胞数是成年女性肌肉细胞数的2倍，其肌肉细胞比女性更长。瘦体重与身高有关，一般身材高大者瘦体重比例较高，因而在体力和竞技方面具有更大的优势。

青少年的骨骼也不同于成人，他们还没有发育得足够健壮，就像新抽芽的枝条一样脆弱。他们的骨骼特征包括①软骨成分多，骨密度低，弹性大，易弯曲，不易骨折，坚固性较差；②关节囊和周围韧带松弛，其周围肌肉薄弱，伸展性大，但牢固性差，容易脱臼；③肌肉柔软松弛，容易疲劳。

所以，女孩们的体态可塑性强，要格外注意身体姿势，同时也要注意适度锻炼、全面发展，女性的优美体态就是在这个阶段形成的哦！

🏷️ 第二性征的发育

我们在图2-4-1里已经了解到女孩在青春期发育中性征发育的顺序基本为：从青春期早期开始出现乳房发育，继而出现阴毛和腋毛。医学上将乳房发育和阴毛生长的程度做了一个分期以便于判断发育的阶段，叫作Tanner分期（图2-4-2）。

女孩在8岁以前出现第二性征应考虑为早熟，若在14岁后仍未出现第二性征应考虑为青春期延迟。从开始出现青春期征象到完全发育成熟需要1.5年至6年不等。家长可以根据这些时间点判定女儿的发育是否正常。更详细的内容还请看本书"发育的烦恼"章节。

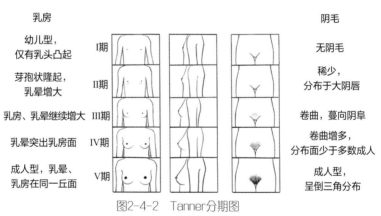

乳房		阴毛
幼儿型，仅有乳头凸起	I期	无阴毛
芽孢状隆起，乳晕增大	II期	稀少，分布于大阴唇
乳房、乳晕继续增大	III期	卷曲，蔓向阴阜
乳晕突出乳房面	IV期	卷曲增多，分布面少于多数成人
成人型，乳晕、乳房在同一丘面	V期	成人型，呈倒三角分布

图2-4-2　Tanner分期图

🏷️ 生殖器官发育

女孩的生殖器官在青春期前发育缓慢，基本处于幼稚状态。进入青春期后发育迅速，并与其他系统共同进入成熟阶段。17～18岁，外生殖器已具成人的状态。

青春期女孩独特的变化很大程度缘于子宫和卵巢的发育。卵巢产生的性激素如同催化剂，催生了女性这朵花蕾的绽放，子宫则是女孩青春期的经血来源。

卵巢像是插在子宫两侧的棒棒糖（图2-4-3），只不过这两支棒棒糖的糖纸里并没有糖，而是未发育的卵细胞。卵巢也在青春期逐渐发育长大，并开始分泌性激素——正是这种激素

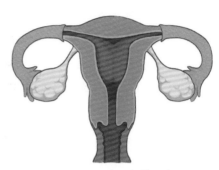

图2-4-3　子宫及卵巢示意图

导致了女孩的乳房发育、外生殖器变化、体毛生长和体表脂肪的分布，因此，卵巢也被看作是性腺。

另外，卵巢还有一个重要的功能，就是每月都有卵细胞在其中发育成熟并排出，和子宫一起，造就了让每一位女性又爱又恨的月经。对于青春期的卵巢来说，排卵并不是一件轻松的差事，它可能需要几年的时间才能规律地排卵。要知道每个月规律地排一次卵是成年女性月经规律的保证。因此，青春期女孩的月经常常不规律，发生不适的可能也比成年女性更高，如果在这一时期发现自己的月经不规律，但身高、乳房都发育正常，则不用太过于惊慌，先看看卵巢是否会自己去慢慢调整它的运作规律。

月经初潮

当女孩第一次出现周期性阴道出血时称为月经初潮，是性

开始成熟的标志。这时妈妈们不禁会感慨，自己眼里稚嫩可人的小女孩长成大姑娘了！月经初潮虽然意味着子宫和卵巢开始发育成熟，但还没有到完全发育成熟的状态，初潮后12～18个月内无排卵的情况较为常见，因而在初潮后可能会出现月经不规律，偶尔会出现异常出血。随着青春期的进展，排卵的概率增加，绝大多数女孩在初潮3年后才有规律的月经。

初潮年龄的早与晚与许多因素有关，如遗传、种族、营养、健康状况、环境、气候、社会活动等。大多数正常女孩的月经初潮一般在乳腺发育的2～3年后，即从青春期的最初征象（乳房发育Ⅱ期）到月经初潮平均2.3年（6个月至5.75年）。月经初潮的平均年龄在12～16岁。月经初潮后身高增长速度变慢，身高增长一般不超过6厘米。

本节要点

1. 青春期是从儿童期过渡到成人期的中间时期。这个时期有身高快速增长、性器官和第二性征发育成熟、月经初潮等表现。

2. 青春期的发育在时间点和速度上有规律可循，发育的次序、出现时间的早与晚如果不按照"常理出牌"，就要注意是否有异常情况。医生需要判断有无性早熟或青春期迟缓，甚至先天性性器官畸形。

3. 如何判断青春期的发育进程？请参看本书"发育的烦恼"章节。

（杨冬梓）

成年期

成年期的女性有着丰富多彩的社会和家庭生活。成熟女性的身体充满活力，有规律的排卵和月经周期，也有完善的生育功能。因此，女性的这个时期也称为生育年龄阶段。现在，让我们一起来谈谈生育的问题。

女性生育力

女性的生育力主要包括卵巢的储备功能及子宫的情况。其中卵巢储备主要是指卵巢里存在的原始卵泡数量。我们前面讲过原始卵泡在女性胎儿胎龄3个月时就出现在卵巢里了。此后原始卵泡的数量持续处于消耗、减少状态，胚胎20周时生殖细胞为600万～700万个，到出生时初级卵母细胞为100万～200万个，儿童期多数卵泡退化，青春期只剩约30万个，女性的一生中只有少部分的初级卵母细胞能够完成发育变为成熟卵子，一般一生中只有400～500个卵泡发育成熟并排卵，仅占总数的0.1%左右，它们担负着生育的任务，其余大部分卵泡退化并消失。卵泡耗竭之日就是女性绝经之时。而在绝经前10年，卵巢里剩余的卵泡已是数量少、质量差的"残兵余将"，缺乏"战斗力"，换言之，此时的女性进入了生育力的尾声。因此，卵巢储备对于女性的生育力而言是非常宝贵且不可再生的资源。

女性的最佳生育时段

从生理的角度来说，女性从性发育成熟到生育力下降前的时段就是女性生育的最佳"黄金时段"。一般来说，该时段在20～35岁。大多数女性在35岁后，卵巢的储备功能有"断崖式"下降的现象，在绝经前10年，生育力跌至谷底。当然，这种情况有个体差异。有的人卵巢储备一出生就比人群平均水平高，其生育力持续时段就长一些。因此，也会出现较高龄的女性仍有生养的个例。

如何了解自己的生育力（卵巢储备）

女性的生育计划与很多因素有关。职场攀升或学业深造的女性常常要面对"升"还是"生"的选择。这时检测一下自己的卵巢储备也许是权衡利弊时在天平上的筹码之一。

在现代医学技术里，检测卵巢储备是非常简单的事情。只需要抽血检测一种激素水平，即抗米勒管激素（英文缩写为AMH）。这个检测在大多数医疗机构已经是常规检验项目，抽血时间不限（不受月经周期时间、上午或下午、空腹与否等限制）。在一般情况下，检测AMH就可以对卵巢储备有大概的评估。当然，如果想精细地了解生育力，建议加上一项B超检查，既可以测量卵巢大小和窦卵泡数（这也是医生评估卵巢储备的指标之一），又可以顺便检查子宫的情况。

根据中国汉族女性的大样本、各年龄段人群检测AMH的研究资料报道，中国女性的平均AMH值在20岁达到峰值，随后逐渐下降（图2-5-1）。

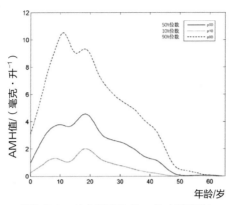

图2-5-I AMH值在女性一生中的变化

测定AMH值可以评估女性的卵巢储备，还可以预测女性的绝经年龄。图2-5-2是发表于2013年的AMH对女性绝经年龄预测模型的研究结果，该报道的可信度高达92％，实际绝经年龄与模型预测相差0.5年（±2.5年），可供大家参考。以该预测模型推算，如果一位30岁的女性检测她的AMH是1.5纳克/毫升，则可预测她的绝经年龄是48岁，那么她的生育力可能在38岁跌至谷底。这样的预测对于女性规划生活与安排工作有一定的参考价值。

水平/(纳克·毫升⁻¹)	20	22	24	26	28	30	32	34	36	38	40	42	44	46	48	50
0.1	33(27~36)	34(28~38)	35(29~39)	36(30~40)	37(31~41)	39(32~43)	40(33~44)	41(34~46)	43(35~47)	44(36~49)	45(37~50)	47(38~52)	48(40~54)	50(41~55)	52(42~57)	53(44~59)
0.3	34(28~38)	35(29~39)	36(30~40)	37(31~41)	39(32~43)	40(33~44)	41(34~46)	43(35~47)	44(36~49)	45(37~50)	47(38~52)	48(40~54)	50(41~55)	52(42~57)	53(44~59)	55(45~61)
0.5	35(29~39)	36(30~40)	37(31~41)	39(32~43)	40(33~44)	41(34~46)	43(35~47)	44(36~49)	45(37~50)	47(38~52)	48(40~54)	50(41~55)	52(42~57)	53(44~59)	55(45~61)	57(47~63)
0.7	36(30~40)	37(31~41)	39(32~43)	40(33~44)	41(34~46)	43(35~47)	44(36~49)	45(37~50)	47(38~52)	48(40~54)	50(41~55)	52(42~57)	53(44~59)	55(45~61)	57(47~63)	59(48~65)
0.9	37(31~41)	39(32~43)	40(33~44)	41(34~46)	43(35~47)	44(36~49)	45(37~50)	47(38~52)	48(40~54)	50(41~55)	52(42~57)	53(44~59)	55(45~61)	57(47~63)	59(48~65)	61(50~>65)
1.1	39(32~43)	40(33~44)	41(34~46)	43(35~47)	44(36~49)	45(37~50)	47(38~52)	48(40~54)	50(41~55)	52(42~57)	53(44~59)	55(45~61)	57(47~63)	59(48~65)	61(50~>65)	63(51~>65)
1.3	40(33~44)	41(34~46)	43(35~47)	44(36~49)	45(37~50)	47(38~52)	48(40~54)	50(41~55)	52(42~57)	53(44~59)	55(45~61)	57(47~63)	59(48~65)	61(50~>65)	63(51~>65)	65(53~>65)
1.5	41(34~46)	43(35~47)	44(36~49)	45(37~50)	47(38~52)	48(40~54)	50(41~55)	52(42~57)	53(44~59)	55(45~61)	57(47~63)	59(48~65)	61(50~>65)	63(51~>65)	65(53~>65)	>65(55~>65)
1.7	43(35~47)	44(36~49)	45(37~50)	47(38~52)	48(40~54)	50(41~55)	52(42~57)	53(44~59)	55(45~61)	57(47~63)	59(48~65)	61(50~>65)	63(51~>65)	65(53~>65)	>65(55~>65)	
1.9	44(36~49)	45(37~50)	47(38~52)	48(40~54)	50(41~55)	52(42~57)	53(44~59)	55(45~61)	57(47~63)	59(48~65)	61(50~>65)	63(51~>65)	65(55~>65)	>65(55~>65)		
2.1	45(37~50)	47(38~52)	48(40~54)	50(41~55)	52(42~57)	53(44~59)	55(45~61)	57(47~63)	59(48~65)	61(50~>65)	63(51~>65)	65(53~>65)	>65(55~>65)			
2.3	47(38~52)	48(40~54)	50(41~55)	52(42~57)	53(44~59)	55(45~61)	57(47~63)	59(48~65)	61(50~>65)	63(51~>65)	65(53~>65)	>65(55~>65)				
2.5	48(40~54)	50(41~55)	52(42~57)	53(44~59)	55(45~61)	57(47~63)	59(48~65)	61(50~>65)	63(51~>65)	65(53~>65)	>65(55~>65)					
2.7	50(41~55)	52(42~57)	53(44~59)	55(45~61)	57(47~63)	59(48~65)	61(50~>65)	63(51~>65)	65(53~>65)	>65(55~>65)						
2.9	52(42~57)	53(44~59)	55(45~61)	57(47~63)	59(48~65)	61(50~>65)	63(51~>65)	65(53~>65)	>65(55~>65)							
3.1	53(44~59)	55(45~61)	57(47~63)	59(48~65)	61(50~>65)	63(51~>65)	65(53~>65)	>65(55~>65)								
3.3	55(45~61)	57(47~63)	59(48~65)	61(50~>65)	63(51~>65)	65(53~>65)	>65(55~>65)									
3.5	57(47~63)	59(48~65)	61(50~>65)	63(51~>65)	65(53~>65)	>65(55~>65)										
3.7	59(48~65)	61(50~>65)	63(51~>65)	65(53~>65)	>65(55~>65)											
3.9	61(50~>65)	63(51~>65)	65(53~>65)	>65(55~>65)												
4.1	63(51~>65)	65(53~>65)	>65(55~>65)													
4.3	65(53~>65)	>65(55~>65)														
4.5	>65(55~>65)															

图2-5-2 AMH值对女性绝经年龄的预测模型

怀孕的过程

生命的意义之一在于延续，人类、动物、植物等一切有生命的物种都在为自己的儿女、为自己的种族倾其所有。对于女性来说，怀孕代表着生生不息的生命力在不断地延续。这崇高而自然的过程虽然充满了喜悦，但是也相当辛苦且充满变数。

受孕本身是一个复杂的生理过程，怀孕需要男女双方提供种子（精子、卵子）、道路通畅（成功的性交、通畅的生殖道等）、"季节环境气候"（排卵期、子宫内膜条件）适宜等因素。

排卵

正常的成年期女性每个月都会排出一颗卵子，这颗卵子可是从这一次月经周期中脱颖而出的最优胜者。它通过减数分裂携带了准妈妈的一半基因。排卵时间对于大多数月经很准（28～30天）的女性来说就在月经来潮的第14～16天。

拾卵和运送卵

卵子从卵巢排出后，待命守候在旁边的输卵管就将它拾起来并运入输卵管，通过输卵管的蠕动和纤毛摆动，卵子到达并停留在比较接近子宫的输卵管处等待受精（图2-5-3）。正常女性都有两个卵巢和两条输卵管，多数情况下双侧卵巢轮流排卵，极个别的情况下也会同时排卵。正常、通畅的输卵管担负着接收和运输卵子的任务，所以每个月都有受孕的机会。

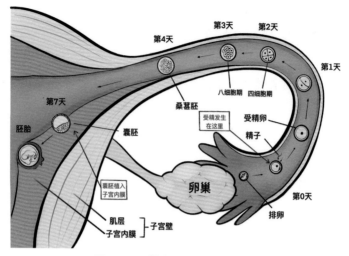

图2-5-3　排卵和卵子受精的旅程

精子输送和"获能"

每个正常的月经周期都有一个健康、成熟的卵子排出，卵子排出后的存活时间为16～24小时，准备充分的准妈妈和准爸爸们如果刚好在女性排卵期前同房，那么准爸爸会给准妈妈输送亿万精子大军进入阴道。这些"小蝌蚪"依靠尾部摆动向子宫游弋，然后再进入输卵管。每一个"小蝌蚪"都携带了准爸爸的一半基因。亿万大军中的每一个都知道"他"们是来找"媳妇"的，但是又不知道在哪里，就拼命地向前跑，不能适应环境的出局，不够力气的中途掉队，搞不清方向的白费力气，总之只有勇往直前才能寻觅到自己的真爱，关键时刻还得靠点儿运气！

只有小部分幸运的"小蝌蚪"冲进了子宫，在这里开始了"精子获能"的过程。准妈妈的子宫不仅在未来能够给小宝宝提供充足的营养和适宜的环境，在之前也是很给力的，精子同子宫内膜接触后，子宫内膜产生获能因子。"小蝌蚪"们获能后氧耗量增加，精子运动加速，快速向输卵管进军。需要说明的是精子的获能过程是一个多时相的过程，先在子宫内，后在输卵管内。随着精子的获能，"小蝌蚪"不仅游得更快，而且为抛弃尾部和线粒体做好了准备。

受精

历经千山万水的跋涉，终于有一批精英精子军（大约只有几百个）游进输卵管，看见了巨大的卵子，都拼命地想冲进去，然而卵子小姐用情专一，心里只能容纳一个王子。闺门外更有数层颗粒

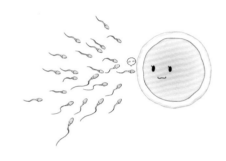

图2-5-4　卵子受精示意图

细胞层层保护，经过卵子小姐的慎重挑选，最后只有最强壮、最帅气、最聪明的"小蝌蚪"才能进入，而且一旦这个"小蝌蚪"的头部进入卵子透明带，就会发生透明带反应，即透明带发生硬化，阻止已结合甚至部分穿入透明带的精子穿过透明带，保证一精一卵形成受精卵（图2-5-4）。

受精卵着床

受精卵在输卵管中一边进行分裂一边向着营养丰富、环境更适宜生存和长大的子宫运动，大概要花费4～5天，在这期间随着细胞分裂的数目增多所形成的囊腔叫作早期囊胚。这时候的子宫内膜在排卵后孕激素的作用下发生了分泌期改变，形成

肥沃的"土壤"，是最适宜胚胎着床的状态，早期囊胚进入子宫腔，在子宫腔内继续分裂，发育成晚期囊胚。在受精后的第6～7日，晚期囊胚的透明带消失之后，受精卵开始在子宫内膜着床。受精卵着床后，子宫内膜迅速发生蜕膜变，逐步形成胎盘的母体部分和胎膜，在胎盘的呵护下囊胚进一步发育和长大，最终成为足月且可以生存的小宝宝，这就得到9个多月之后了。

本节要点

1. 女性生育力的"黄金时段"不长，最佳的生育时段在性成熟（约20岁）后到35岁前，提倡适龄生育。女性在成年后可以通过检测AMH水平了解自己的卵巢储备能力，并将此作为人生规划的参考因素之一。

2. 自然怀孕需要男女双方提供种子（精子、卵子）、道路通畅（成功的性交、通畅的生殖道等）、"季节环境气候"（排卵期、子宫内膜条件）适宜等因素。

3. 正常的成年期女性每个月都会排出一颗卵子，即有一次受孕机会。多数情况下双侧卵巢轮流排卵。

4. 同房时男方排出的精液可输送亿万精子大军进入女方阴道，其中有一小批可以与卵子相会，但只有一个精子进入卵子，一精一卵形成受精卵，即生命最早期的个体。

（杨炜敏）

中年期

随着年龄的增长，性成熟期的女性将逐渐进入围绝经期。什么是围绝经期呢？通俗一点解释就是女性从性成熟期到绝经之间的一段过渡时期，即女性从卵巢功能开始衰退到完全衰竭的阶段，医学上将其定义为从开始出现卵巢功能衰退的一些症状到绝经后一年，俗称"更年期"。这是每个女性必经的生理阶段，历时短则1～2年，长则10～20年。这一时期对女性来说是一个"多事之秋"，她们可能会经历或急或缓，或轻或重，或长或短的围绝经期症状，也可能会遭遇炎症、肿瘤等内分泌紊乱性疾病，或尿失禁、子宫脱垂等盆底功能障碍性疾病等。对于女性来说，这个生命阶段特别需要自我维护和保健；从医疗保健角度来说，这也是一个对女性进行健康筛查和保健科普的重要阶段。女性在围绝经期可能会面对下文中的身体变化或困扰。

"大姨妈"乱来

进入围绝经期的第一个征象往往就是月经紊乱。围绝经期女性的卵巢开始衰老，卵泡质量下降，女性体内开始出现的变化就是排卵不规律，黄体功能减退，由此导致了这一时期女性的最大困扰——"大姨妈"不听话了。40岁以上的女性，原本非常规律的"大姨妈"屡屡出现了不可预期的提前或推后，很有可能就是进入了围绝经期。目前，医学上规定，40岁以上的女性在10次月经中，相邻两次月经周期时长相差≥7天的情况发生过2次或2次以上，即可认为该女性进入围绝经期（月经周期长度即本次月经第一天到上次月经第一天的天数。如本次月经是1月29日来潮，前次月经是1月1日来潮，则月经周期是28天）。例如，某45岁女性，既往月经规律，最近半年的月经周期依次是21天，23天，32天，33天，22天，25天，我们则可判断她进入了围绝经期。因为她在10个月内（实际上半年内）出现了2次月经周期时长相差≥7天的情况。

围绝经期的常见症状

除了月经紊乱之外，围绝经期女性还可能会出现一系列的躯体和精神症状。围绝经期比较具有特征性的症状是潮热出汗，这可能是由于血管舒缩功能障碍引起的。这种潮热是突然发生的，事先没有诱因，没有预兆，往往是突然"轰"的一下，由面部或胸部开始燥热，逐渐蔓延至全身，常伴随出汗和心悸，有时候可大汗淋漓、湿透衣服，然后又感觉到全身极度寒冷。发作可持续数十秒到数十分钟不等，发作次数不定，可每周数次或每天数十次，并且这种发作跟外界温度并没有关系。潮热出汗随着绝经程度的进展而逐步加重，此后慢慢缓解乃至消失，可持续2～3年甚至超过10年。

围绝经期的睡眠障碍也非常常见，表现为不容易入睡或特别容易惊醒、睡眠特别浅、爱做噩梦等；有的人会感觉到胸闷、心悸、喘不过气甚至会出现濒死感等；有的人会出现一些精神心理的改变，比如焦虑、抑郁、易怒、疑神疑鬼等；也有的人会表现为骨关节疼痛、僵硬或皮肤有蚂蚁爬行的感觉等。按照发生概率，排在前五位的围绝经期症状依次是：乏力、骨关节或肌肉痛、易激惹、睡眠障碍和潮热出汗。

围绝经期的表现可能是多种多样的，但是除了潮热以外大都缺乏特异性，因此，很多女性可能会去神经科、心内科、心理科、骨科等就诊，往往兜兜转转一大圈，做了很多检查没有发现器质性病变后，才被医生转介来妇科。如果我们能够早一点意识到这些症状很有可能是传说中的"更年期"，那么就会早一点来寻求专业的帮助了。

🏷️ 围绝经期症状需要治疗吗

围绝经期是女性一生中不可避免的一个阶段，她们必将经历和面对这一时期出现的一些生理反应，或者是出现的一些问题。据统计，近80％的女性会在围绝经期出现不同程度的症状。围绝经期症状是真实客观的存在，它不是女性装出来的，也不是一种心理疾病，而是一种有着特定病理机制的女性身心疾病。由于卵巢功能的自然衰退，卵巢分泌的性激素水平波动性下降，引发女性全身各主要系统出现一系列的症状。客观的身体症状会引发女性精神层面的改变，精神的变化反过来又会影响身体症状，两者相互影响和交错，共同构成了复杂的围绝经期综合征。

有的人认为，既然围绝经期是女性的生理阶段，那么围绝经期症状就是正常的生理现象，不必治疗，忍忍就过去了。这种想法其实是不对的。大约一半女性的围绝经期症状为轻度，不影响日常生活和工作，可以通过生活方式调整和情绪调整顺利度过。还有一部分女性的围绝经期症状达到中度或重度，仅靠自己的调适已不能缓解，必须寻求医学帮助。激素治疗可以有效缓解潮热出汗、疲乏、抑郁焦虑、失眠、骨关节疼痛等一系列的围绝经期症状，还可以有效预防骨质疏松、绝经后泌尿生殖道萎缩等由于雌激素降低所带来的老年退化性问题，是最为有效的专业医疗措施。当然，激素治疗并不适用于所有的围绝经期女性患者，它有自己的禁忌证，有治疗需要的女性，建议及时到医院去寻求专业医生的帮助并进行评估。

围绝经期还需要避孕吗？

可能有人会问了，既然我的卵巢功能已经下降了，那我是不是就可以不用避孕了？当然不可以！虽然围绝经期女性排卵不规律，卵子质量下降，受孕能力也下降，但是并不代表着她们就不会怀孕了。在某些月经周期中，卵巢仍然会产生并排出正常的卵子，如果恰逢性生活没有采取保护措施，有可能受孕。而且这时候的女性往往已经没有了生育需求，一旦怀孕大多数人只能选择流产，给身心都带来创伤。因此，大家谨记：围绝经期仍需避孕。并且，由于排卵不规律，所谓的"安全期避孕法"就更不靠谱了，必须舍弃！很多围绝经期女性也不适合用含有雌激素的避孕药了，因为围绝经期女性与年轻女性相比，肥胖症、糖尿病、高血压的发生情况有所增加，这些人使用雌激素会增加患血栓和心血管疾病的风险。虽然在为避孕提供指导的各种医学指南和医疗风险报告中并没有限制避孕药的使用年龄，但是围绝经期女性在选择避孕方法时确实应该考虑到自身的健康状况。如果有吸烟、肥胖症、糖尿病、高血压、高脂血症等情况，都不适合选择激素类避孕药。那么，用什么方法避孕好呢？围绝经期女性可以使用安全套或宫内节育器避孕。安全套虽说不属于高效避孕方法，可能会有一定的失败率，但是结合围绝经期女性本身生育力下降的事实，正确使用仍能取得令人满意的避孕效果。宫内节育器中，笔者尤其喜欢左炔诺孕酮宫内缓释节育系统，即曼月乐环。它可给子宫腔内每天局部释放微量左炔诺孕酮，不但能够在高效避孕的同时解决围绝经期的月经紊乱问题，还能预防子宫内膜癌变，简直是一箭三雕、一石三鸟、一环三用，性价比高得不得了。

围绝经期是健康的转折点。作为从中年到老年的过渡期，围绝经期既是女性身体的动荡期，也是机遇期。很多的老年性疾病都会在这一时期萌发，比如糖尿病、高血压、动脉粥样硬化、骨质疏松症等。我们的机体其实很聪明，它通过围绝经期症状这一契机来提醒你，身体各方面的机能都下降了，要做一些全面筛查了，也要开始注重保健了。如果我们在这一阶段可以积极就诊，通过专业的围绝经期综合健康管理，不但可以顺利度过围绝经期，还可以减少诸多老年退化性疾病的发生，有效提升自己人生后半程的生命质量。

1. 围绝经期，即更年期，是女性人生中的必经阶段，历时数年到十数年不等。

2. 月经紊乱、潮热出汗、睡眠障碍、抑郁焦虑等是围绝经期的常见症状。如果这些症状困扰了围绝经期的女性，影响了生活质量，建议积极寻求医疗帮助。

3. 围绝经期女性的受孕能力下降，但仍有怀孕可能，所以仍需做好避孕措施。这一时期建议用避孕套或宫内节育器避孕。

（陈亚肖）

老年期

　　随着女性的最后一颗卵子被排出体外，绝经就无可避免地到来了。这绝对是一个女人一生中的大事件，但是它来得非常低调，不会大张旗鼓。我们只能通过若干时日之后月经的缺席来回顾性确定绝经的时间。绝经年龄通常在45～55岁。在美国，绝经的平均年龄为51岁，我国女性的平均绝经年龄为49.5岁，当然也有极少数的女性可能会在55岁以后才绝经。绝经意味着女性的卵巢功能衰竭，同时也意味着可以再也不用避孕啦！但是因为绝经是一个回顾性诊断，即停止月经1年才能回顾性确定绝经的时间，根据2013年Baldwin等制定的指南，没有采用激素避孕的女性，50岁以上者停经1年后可以不再避孕，50岁以下者停经2年后可以不再避孕。

　　绝经以后，女性体内最大的变化是什么呢？答案就是"雌激素"！由卵巢所产生的雌激素急剧地减少。因为雌激素的生理作用非常广泛，绝经后的雌激素缺乏会导致女性全身各个器官的加速衰老。主要影响见下文。

泌尿生殖道的萎缩

女性的内外生殖器受雌激素的影响。绝经以后，女性体内的雌激素显著下降，对生殖系统的影响最为明显，较早即出现萎缩性改变。由于泌尿道与下生殖道在胚胎发育过程中的同源性，绝经也可导致女性出现一系列下尿路问题。医学上针对绝经所导致的泌尿生殖道萎缩的相关症状有一个专门的术语——绝经期泌尿生殖系综合征。绝经期泌尿生殖系综合征涉及三方面的内容：泌尿道、生殖道和对性的影响。外阴阴道萎缩常常会出现阴道分泌物减少、阴道干涩、烧灼感、疼痛、性交困难。膀胱和尿道的黏膜萎缩导致的后果就是很多老年女性感觉自己憋不住尿了，动不动就要跑厕所，尿频、尿急，有时候还会漏尿，以及反复发生的尿路感染。绝经期泌尿生殖系综合征会随着绝经时间的延长而逐渐加重，对女性的影响是巨大的，尤其是对性生活的影响，可能会对夫妻关系和家庭和谐产生一定的影响。

绝经后骨质疏松

骨质疏松症并不是女性的专利，更不是绝经后女性的专利，但是绝经后女性发生骨质疏松症的概率确实明显增加了。雌激素是影响骨代谢和骨骼生长发育的基本激素。绝经后由于雌激素的降低，骨转换增加，骨吸收大于骨形成导致骨丢失加速。从绝经过渡期晚期开始，因绝经而发生的骨的进一步加速丢失持续10年左右。该阶段雄激素总量的减少和孕激素的缺乏也可能对绝经后骨质疏松的发生起到一定的作用。半数以上50岁以上的妇女会发生绝经后骨质疏松，一般发生在绝经后5～10年，最常发生在椎体，可造成压缩性骨折（这也是很多女性在绝经前亭亭玉立、身材高挑曼妙，绝经后慢慢就弯腰驼背、矮了一大截的原因）。与男性相比，由于50岁左右绝经，女性骨丢失较早、较快且较严重，因此女性发生骨质疏松性骨折较早，发生率也较高。

心血管疾病发生风险增加

雌激素的缺乏也会增加女性心血管疾病的发生风险。雌激素本身对心血管系统具有保护作用。因此，在绝经以前，由于雌激素水平高，女性与同年龄的男性相比，心血管疾病尤其是动脉粥样硬化的发生率低很多。但是到了绝经后，由于雌激素的降低，女性心血管疾病的发生率较绝经前明显增高。曾有一项针对2 873名小于55岁的女性的20年随访显示，绝经女性心血管疾病的发生率是同龄未绝经女性的2～6倍。

阿尔茨海默病的发生风险增加

阿尔茨海默病，又称老年性痴呆，是一种病因未明的原发性退行性大脑疾病。现有的研究结果表明，雌激素缺乏可能与阿尔茨海默病的发病存在联系。大脑是性激素作用的重要靶器官，绝经后雌激素水平减低可能对神经元的功能和生长产生直接影响，引起神经内分泌系统和神经细胞膜的改变，进而使神经递质的合成、分泌及其受体功能受损，神经可塑性下降、突触的数量和连接减少，最终导致阿尔茨海默病的发生风险增加。

随着全球范围内人类预期寿命的延长，女性预计将有1/3以上的生命处在绝经期后。女性从60岁开始，许多慢性疾病将会出现，如肥胖、代谢综合征、糖尿病、心血管疾病、骨质疏松症、骨关节炎、认知减退、痴呆、抑郁及癌症等，这些都是需要关注的主要疾病。值得一提的是，有明确证据表明肥胖会增加代谢综合征、糖尿病、心血管疾病、骨质疏松症、癌症和阿尔茨海默病的发生风险。因此，预防肥胖真是我们女人终其一生追求的目标。以上疾病基于循证医学证据的预防措施包括生活方式管理、戒烟、不过度饮酒、健康的饮食、适度的运动和心理启发活动等。

本节要点

1. 绝经年龄通常在45～55岁，我国女性的平均绝经年龄为49.5岁。

2. 绝经后由于雌激素水平降低，女性可能会出现泌尿生殖道萎缩、绝经后骨质疏松、心血管疾病和阿尔茨海默病的发生风险亦增加。

（陈亚肖）

女性身体使用常见问题
（保养说明）

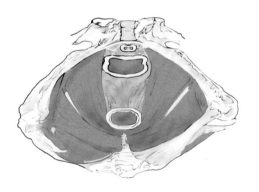

发育的烦恼

　　婷婷正在上小学四年级，还有两个月就10岁了，每天晚上洗完澡妈妈都会帮她擦干身体，今天妈妈帮女儿擦身体的时候碰到她右边的乳房，婷婷说有点痛，妈妈赶紧看了一下，果然乳头下面有点胀，摸起来好像还有个小硬块，妈妈很紧张，莫非婷婷开始发育了？这正常吗？可是她还没到10岁呀。

🏷 婷婷的乳房怎么了？是发育吗

　　大家都知道女孩到了青春期乳房就会发育。其实在女性的一生中乳房都一直在发展和变化，要经历胚胎期、新生儿期、儿童期、青春期、成年期和老年期几个阶段。在每一个阶段，乳房的形态和结构均有不同的变化，而且这种变化是连续的、有规律的，并受到体内内分泌水平的影响。在现代社会，无论是东方还是西方的女孩，在8岁后随时都有可能进入青春期，而进入青春期到来的第一个信号就是乳房开始发育。

　　青春期，在雌激素的作用下乳房增生加速，乳头、乳晕也相继增大且颜色加深。这时有的女孩乳房会有膨胀感，有的可出现疼痛，触痛或摸到结节，还有的女孩乳房发育不对称，两侧先后发育或一大一小，这通常是由于对体内雌激素、孕激素敏感性较强的一侧乳芽先发育，且生长较快而显得较大；敏感性较差的一侧乳芽则因发育迟缓，生长较慢而显得较小。这种情况并非少见，多数是暂时性的，对此不必忧虑，更没有必要手术整形。随着发育成熟，两侧乳房会逐渐趋向对称。

所以说，婷婷妈妈留意到女儿乳房的变化是她青春开始发育的第一个能察觉到的身体信号。

婷婷还没到10岁就开始发育了，算不算早熟

由于现代生活水平的不断提高，儿童进入青春期以及达到性成熟的年龄，在世界范围内有逐渐提前的趋势，因此，正常的性成熟与儿童的性早熟，有时在年龄上很难画出一条绝对的分界线。目前国内外统一的标准是女孩8岁以前（图3-1-1）、男孩9岁以前出现第二性征的发育，称为性早熟。那性早熟有哪些表现呢？与正常的发育有什么不同？

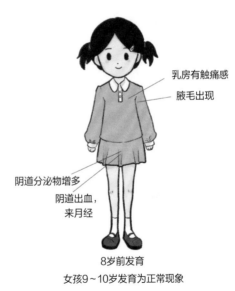

乳房有触痛感

腋毛出现

阴道分泌物增多

阴道出血，来月经

8岁前发育
女孩9～10岁发育为正常现象

图3-1-1 女孩性早熟判断标准

通常来讲，女孩比男孩更容易早熟，十个早熟的孩子中差

不多有八个是女孩。

女孩的性早熟表现为女性性征发育，如乳房发育、臀部变宽、阴毛及腋毛的长出、生殖器官的发育和月经来潮。过早的性发育会让孩子生长加速，早期身材显得高大，但是骨骼会因为大量的性激素作用而提前闭合，最终孩子因过早生长而提前停止长个，成年后身高明显矮于正常人。

因此，千万不要因为自己的孩子比其他孩子高大而盲目乐观，如果发现孩子有性早熟的迹象，一定要及早请专业的医生进行判断，看孩子是不是真正的性早熟，是什么原因引起的性早熟，再针对不同的原因进行及时的干预和治疗。

婷婷会很快来月经吗？多少岁来月经才正常

女孩的第一次月经称初潮，又称初经，它代表少女的身体正在经历青春期的变化。对少女来讲，月经初潮似乎是一个比较羞涩且陌生的话题。实际上，初潮是每一个正常女性都要经历的事情，通常在胸部开始发育后的两年内出现，初潮被大多数女性共同记为青春期的重要"里程碑"。

我国古语道，"女子二七天癸至"，这个"天癸"指的就是女孩的初潮。根据我国近年的有关调查统计，少女初潮多在12～16岁。初潮的早晚与遗传、身体健康状况、情绪、营养等都有一定的关系，甚至还同气候有关。体质强壮及营养好的孩子，月经可能提前。一般热带地区气温高，女孩的初潮年龄早，而寒冷地区的女孩初潮年龄则晚，这可能与人脑中的松果体有关。松果体分泌一种激素，叫褪黑素。它在黑暗中分泌得多，对性腺的抑制强；在光照中分泌得少，对性腺的抑制弱，这就使得热带地区的人成熟较早。

少女初潮，仅仅是生殖系统开始工作的表现，生殖系统的功能并没有成熟，所以在初潮的一段时间内，月经周期往往不太规律。不少女孩初潮后隔半年甚至八九个月才会迎来第二次月经。而初潮转为正常而规律的月经周期，一般要两年左右。

单位同事的女儿16岁还没有来月经，会有什么问题吗

婷婷妈妈同事的女儿已经16岁上高中了，还没有来月经，一直犹豫要不要去看医生。女孩体质差或长期营养不良会导致月经较晚，生活中也的确有女孩初潮发生在18岁，但是一般认为如果在16岁时尚未有初经，就应该请医生进行诊断。引起初潮迟到的原因可能是体重过轻或体重过重，这两种原因都是因为身体内脂肪比例过低和过高，影响了卵巢的正常生理功能，造成初潮迟来。除此之外，掌管内分泌的垂体机能是否正常、生殖相关腺体产生肿瘤、服用药物、精神压力等，都会影响初潮到来的时间。

作为一个贴心妈妈，青春期应该如何关注自己的女儿呢

青春期是女儿从儿童到成年的转折阶段。在这段时间里，她的身体也会在性方面发育成熟。从9岁开始到16岁左右，女孩的身体会逐渐发生变化。有些女孩发育得比较早，青春期也会早

一些结束。所以，家有女儿的话，从她6岁左右起就要利用洗澡、换衣服、一起亲密接触或游泳等机会留意孩子的身体变化了。

女孩的胸部和臀部会在青春期得到发育。腋窝和阴部会长出毛发。同时，脸上也会长出恼人的青春痘。这些变化与荷尔蒙水平、饮食、遗传以及人种有关，都属于青春期的正常现象。

皮肤和青春痘

激素会让皮肤分泌更多油脂，这些油脂会阻塞毛孔和毛囊。这就导致女孩脸上长出粉刺（或称青春痘、痘痘），医学上称其为痤疮。之所以将其称为青春痘，是因为它主要好发于青少年，对青少年、心理和社交的影响很大，是青春期挥之不去的"痛"。如果发现孩子长青春痘的话，就有必要给她买去油脂的洗面奶，注意面部的保湿和控油。另外，要多吃新鲜水果、蔬菜并早睡早起。

乳房发育

通常，进入青春期的第1年，乳房发育进展较慢，整个乳房呈盘状，最初1～2年都可能只有A罩杯。一般到了月经来临前，乳房发育得非常快，大约每3个月就要换一次胸衣，1年就能增大一个罩杯，有更快的甚至能1年增大两个罩杯。初潮来临后乳房的发育才趋于完善，形状多呈半球状。初潮后1～2年乳房依然在发育，但速度已经明显放缓。16～17岁女生的乳房发育已经基本完成了。如果妈妈观察到女儿的乳房开始发育了，要告诉她注意以下几点。

◎ 佩戴合适的胸罩：青春期女孩在乳房开始发育后，妈妈就要教会她使用胸罩了。这不仅可以维持乳房的健康形态，还可以减轻在剧烈运动时对乳房造成的损伤，防止乳房下垂及向外侧分散。少女体型不同，乳房大小也各不相同，必须选择尺寸合适的胸罩，还要根据身体发育成长中的胖瘦变化，随时更换胸罩。佩戴后要感到舒适而又无紧束感，胸罩的质地要柔软吸水。晚上睡觉时要把胸罩取下。

◎ 不要使用美乳霜来试图加快乳房的发育：自然发育最好。多参加体育活动，尤其是锻炼胸肌的运动，可以促进乳腺的血液循环，有助于乳房的健康发育。

◎ 不要偏食：平衡饮食，多吃牛奶、鸡蛋、鱼等蛋白质含量高的食物及新鲜的水果、蔬菜。偏食、挑食都不利于乳房发育。

◎ 乳头凹陷：应给予手法矫正，否则以后不仅会影响哺乳还可导致一些病变。

臀部发育、毛发生长

如果孩子同意妈妈检查她的私密处，你会发现随着青春期的发育进展，她阴道口周围的皮肤黏膜开始发育，这一对纵长的皮肤黏膜叫作小阴唇。私密处的颜色也会变得比大腿肤色略深一点。你可能会发现，她的小阴唇可能比大阴唇还要大。小阴唇可能很光滑，也可能布满褶皱，可能很厚，也可能很薄，两边的阴唇可能不对称，边缘颜色也可能更深。小阴唇可能会有许多不同的颜色，粉色、棕色、紫色、黑色，甚至可能有两种不同色调，这些都很正常。这时，她的臀部和大腿也会变得更加圆润。

青春期时，阴部会长出毛发。刚开始毛发会比较柔软，随着生长发育，这些毛发会逐渐变硬。阴毛生长要经历从稀疏、浅色阴毛到颜色逐渐变深、阴毛变粗呈卷曲状，并由少量分布变为比较密集分布等四个阶段，才能达到成年女性的阴毛分布状态。典型成年女性的阴毛呈倒三角形状分布，但个体差异很大。

如何在青春期变得亭亭玉立——身高增长的"密码"

孩子进入青春期，在旺盛的荷尔蒙的作用下，骨骼的生长进入加速阶段，不管是长骨还是短骨，都在快速生长。用"飞速生长"形容这一时期的骨生长再恰当不过了。

女孩青春期的发育启动后，就进入人生第二个生长高峰期。整个青春期的生长时间大概有3年，身高增长共20～25厘米，其中青春期早期1年有余，也称快速生长期，可以长高10厘米。初潮出现后，生长速度锐减，继续生长共5～7.5厘米。如果一个女孩还没到150厘米就来了月经，那她基本上没有可能长到160厘米。女孩初潮两年左右，身高增长的99%就已经完成了。

那么有哪些方法让青春期少女长得更高呢？

饮食习惯要健康

营养是身体长高的物质基础，处于青春期的孩子，体内新陈代谢速率大、所需营养物质多，要想让孩子在青春期实现身高突增，必须保证营养的均衡和充足，为身高的增长提供足够物质基础。优质的蛋白质、充分的热量、钙、锌和各种维生素都是帮助长高必不可少的原料。但也要知道，世界上并没有某一种对长高特别有效的食物，妈妈们从周围人取经得来的"补钙""吃人参""炖公鸡"之类所谓的"补品"并不靠谱，甚至是孩子长高路上的"坑"。

保持愉快的心情

不良的情绪会影响脑和内分泌系统，进而也会影响长高。父母经常数落和打击青春期的孩子，会导致孩子情绪低落，对孩子的发育不利，妈妈要多和孩子进行心理沟通，减轻学习压力，压力小了孩子才能健康发育，才有可能长得更高。

保持良好的生活方式

充足的睡眠是青春期孩子长高的另一个重要因素，因为夜间生长激素的分泌是白天的5～7倍。俗话说"睡得好，长得高"，对于青春期的孩子而言，不能长时间熬夜。

体育运动不可少

运动之所以在促进长高中占重要地位，是因为运动后人体的生长激素分泌会明显增加，生长激素对孩子来说直接关系到长高。中国5成以上的女生缺乏运动，家长们对锻炼的重要性更是忽视。跳绳、摸高等跳跃类的运动极其适合生长发育期的青少年，不仅有益于长高，还可以让孩子的骨骼发育更匀称、反应更灵活。

1. 乳房发育是青春期开始发育的第一个能察觉到的身体信号，女孩一般在8岁后开始出现。

2. "性早熟"是指女孩在8岁以前出现第二性征的发育。

3. 月经初潮通常在胸部开始发育后两年内出现，初潮是青春期的重要"里程碑"。

4. 发育迟缓是指女孩在16岁时尚未有月经初潮，这是需要及时看医生的问题。

5. 妈妈要"关注"自己女儿青春期的发育情况，在女儿进入青春期前就要开始注意女儿的身高、乳房发育、初潮时间等。

6. 青春期女孩身高增长的"密码"在于均衡的营养、足够的睡眠、良好的心情和生活方式，适当的体育锻炼也很重要。

（梁立阳）

月经问题：又爱又恨的"大姨妈"

　　"大姨妈"是每个女性从青春期开始一直到绝经都不得不面对的话题。如果说现在谈论大姨妈都会令人感到羞涩，那就更不用说过去那些日子了。那个时候，我们祖先和中世纪的人们对生物完全没有概念，也不知道人类的生殖系统是什么，他们只是简单地认为那段时间女性会无缘无故地流血，而且通常这段时间的产生周期与月球的变化周期相一致，这也是"月经"这一名词的由来。如果说世界上有一个东西多了也发愁，少了也发愁，该来不来时发愁，不该来时来了更发愁，那就只有"大姨妈"了。所以我们现在就来说说让大家又爱又恨的"大姨妈"。

正常"大姨妈"应该是怎样的

　　每个正常女性一生大约会经历450次月经，因此经期占据了女人一生中7%～10%的时间。实际上，古代的女性一生中经历的月经次数往往会比现在的女性要少，这是因为营养不良或者更年期开始的时间早。根据古希腊记载，女性基本上不到40岁就开始进入更年期；此外，古代社会人均寿命短，很多人尚未活到绝经年龄。

那么月经是怎么来的呢？每个月，女性的子宫内膜都会变厚分层并充满丰富的血供，等待胚胎着床，但并非每颗卵子都能等到精子，如果女性没有成功受孕，在黄体期高峰过后体内的雌、孕激素水平就会下降，变厚的子宫内膜组织以及微血管随之脱落，伴随着2～8天共20～100毫升的阴道出血，这就是月经。月经的成分主要是血液、子宫内膜组织碎片和其中的各种活性酶及生物因子。

医学上把出血的第1天视为月经周期的开始，两次月经第1天的间隔时间称为月经周期，那么正常的月经周期为28～35天，周期长短可因人而异，提前或推后7～10天可视为正常范围，只要能保持一定的规律性就不能认为是月经不调。末次月经是指最近的一次月经，应从出血第1天计算。

为什么说月经是女性生殖健康的"晴雨表"

现代社会女性把月经称为"大姨妈、来事儿、生理期、例假、好朋友"等，中国古人则称呼它为"月信、月使、月脉、月露、红元、红脉、经候"。女性生殖系统的生理特点之一就是它的周期性变化，而月经就是这个周期性变化的重要标志。

月经是由下丘脑、垂体和卵巢三者生殖激素之间的相互作用来调节的，正常月经周期血液内激素的变化与卵巢、子宫内膜的关系如下：在月经期卵巢分泌的雌、孕激素水平低，解除了对下丘脑及垂体的抑制，促性腺激素释放激素促使垂体卵泡刺激素和黄体生成素分泌增加，在这些增加的激素的协同作用下，卵巢中卵泡逐渐发育成熟，并产生雌激素，使子宫内膜增生变厚。卵泡发育成熟后，体内雌激素出现第一个高峰，促进黄体生成素分泌增多，触发了排卵。排卵后黄体形成，分泌雌激素和孕激素，在它们的共同作用下，子宫内膜发生分泌期变化，变得更加厚实，此时可能受孕。如果未怀孕，黄体开始萎缩，雌激素和孕激素的分泌随之下降，子宫内膜得不到性激素的支持，从而发生坏死、脱落及月经来潮。周而复始，形成规律的月经周期。对于育龄期女性来说，规律的月经来潮是生殖健康的重要标志，因此也称其为生殖健康的"晴雨表"。

初次月经称初潮，初潮的出现标志着女性已经步入了青春期。女性初潮时的平均年龄为12岁。遗传、饮食与身体健康等多方面因素可以使初潮提前或者延后到来。月经停止则标志着女性已经迈入了绝经期。绝经期女性的年龄为50岁左右，就像初潮一样，遗传、疾病、手术与医学治疗等多方面因素会使绝经期提前或者延后。

常有女性感叹有了月经后每个月都会流血，这"掉血"频率岂不是对身体的伤害吗？其实不然，这样周期性的激素水平变化和子宫膜脱落不仅大大降低了患内膜癌等癌症的概率，同时还可以增加血液循环，时常造新血，加快新陈代谢，对身体有一定的好处。

古人曾称月经为"月信"，就是每个月应有的信号。育龄期女性有同房史，一旦"信号"不能如期而至，要先考虑是否与怀孕有关。根据以往的月经规律，此次月经十天以上未来，就需要先验孕。确定妊娠以后想生育者，要避免接触烟、酒、农药、有害化学物质、射线等，避免服用可能引起胎儿畸形的药物。不想生育的要尽早采取预防措施。出现腹痛等症状要早点排除异位妊娠。根据月经还可推算预产期，对孕期保健和孕期心理都非常有益。

如果排除怀孕，月经的改变常常是女性生殖系统相关疾病的信号。

闭经

如果女孩已过15岁仍无月经来潮，称为原发性闭经；女性既往曾有过正常月经，现停经3个月以上，称为继发性闭经（不包括因妊娠、哺乳、绝经等所致）。一旦发生闭经，就要检查是否有生殖道下段闭锁、先天性无子宫或子宫发育不良、卵巢肿瘤、脑垂体肿瘤或功能低下、内分泌疾病等。

月经周期紊乱

经血量异常、持续时间异常、腹痛等伴随症状的变化也是发现和诊断女性生殖器官病变和很多全身性疾病的重要线索。

因此女性不应该把月经当作禁忌，尤其是青春期的女孩，应该充分认识到月经不是疾病，而是每个女孩最正常的体验。当它不能如期而至时，倒有可能发生了健康问题，需要就医。

 ## 生命中难以承受之痛——痛经

痛经为最常见的妇科症状之一，按照教科书上的说法，痛经指行经前后或月经期出现下腹部疼痛、坠胀，伴有腰酸或其他不适，症状严重会影响生活质量。痛经分为原发性痛经和继发性痛经两种。

原发性痛经

原发性痛经多数起始于青春期初潮开始后一年内，经检查不伴有明显的盆腔疾病者。

目前认为原发性痛经的发生主要与经期子宫内膜前列腺素含量增高有关，这种物质会引起子宫平滑肌过强收缩，血管痉挛，造成子宫缺血、缺氧而出现局部疼痛。另外，精神紧张、焦虑等可能引起体内血管升压素、内源性缩宫素等物质增加，也会加重症状，这就是原发性痛经的精神神经因素。

因为有平滑肌痉挛的存在，原发性痛经的症状通常为痉挛性疼痛，可放射到大腿内侧，多数在月经来潮前数小时或来潮后开始，部分伴腰酸、恶心呕吐、面色苍白、四肢厥冷等，严重时甚至发生晕厥。

如果每次月经来潮都出现上述症状，就需要经妇科医生检查排除盆腔病变，检查包括常规妇科体格检查和B超检查，以排除盆腔、子宫和卵巢的器质性病变。有些复杂情况还需要行腹腔镜、宫腔镜或子宫输卵管造影检查，进一步排除病变。

原发性痛经在小于25岁的年轻女性中很常见，有相当多的一部分未婚前痛经的女性待年长后特别是婚后生育过后，痛经会自然消失，可不必治疗。但是，痛经的疼痛时间长达3天者或严重程度影响生活者应当予以治疗。原发性痛经的治疗，主要是对症治疗，以止痛、镇静为主。

因为精神的紧张、焦虑会加重症状，必须重视心理治疗，消除紧张和顾虑。保持足够的休息和睡眠，进行规律而适度的锻炼，放松心情。

因为症状发生的根源为子宫收缩性缺血，疼痛时热敷下腹部、喝热饮、做放松腰腹部的动作均有助于缓解症状。

如症状难以忍受可使用解痉镇痛药物，如布洛芬、吲哚美辛等，具有活血化瘀，解痉镇痛作用的中药也有良好的效果。

有避孕要求者可按周期口服短效避孕药抑制排卵，降低体内激素水平，也能达到止痛的效果。

继发性痛经

继发性痛经是相对于原发性痛经而提出的概念，通常是指月经来潮数年后逐渐出现的痛经。其发病原因多是由于存在盆腔器质性病变。

继发性痛经的发病原因包括子宫内膜异位症、子宫腺肌病、慢性盆腔炎、子宫畸形等。其中最常见的就是子宫内膜异位症。

子宫内膜异位症导致的痛经常常被描述为"进行性加重"，即开始无疼痛，随着时间推移，慢慢地出现痛经，并逐步加剧。出现的时间可以发生在月经前、月经期及月经后。严重阶段疼痛难忍，止痛剂加量甚至无效。疼痛是由子宫内膜异位症内部出血刺激局部组织发生炎性反应所引起，因此这种痛经不仅与病变的严重性有关，而且与子宫内膜异位症种植部位有关。

与原发性痛经不同，继发性痛经常常表现为下腹痛、下腹坠胀、肛门坠痛、性交痛等。

由于继发性痛经存在盆腔器质性病变，治疗方法主要是对因治疗，就是去除相应的盆腔器质性病变，比如针对子宫内膜异位症及子宫畸形的手术治疗、针对慢性盆腔炎的抗炎和局部治疗等。

痛经的预防

比起病因，更多的女生可能更关注如何预防痛经的发生。可以从以下几个方面注意，各种方法的改善程度因人而异。

◎ 运动调理：因为子宫收缩引起局部血流缺乏，适度运动可以起到增加血液循环的作用，但是需注意控制运动量，不进行高强度、大运动量的运动，避免会引起腹内压增加和使腹部剧烈震动的运动，如俯卧撑、仰卧起坐、跳高、跳远、投篮等，运动后应注意保暖，如果在运动过程中感到头晕、恶心、心慌，则应立即停止运动，不要勉为其难。痛经明显者应在专业健身教练的指导下进行月经期运动锻炼。

◎ 饮食均衡：健康的饮食可改善全身的健康状况，对避免痛经也是大有裨益的。应避免进食过甜或过咸的油炸食物，多吃蔬菜、水果、优质高蛋白食物，并尽量少量多餐，避免肠胀气或腹泻可减少腹部的不适症状。适量补充钙、钾及镁也能帮助缓解痛经。咖啡、茶、可乐、巧克力中所含的咖啡因，可能使神经更加紧张，因此，应避免过多饮用。

◎ 避免诱发因素：有不少继发性痛经的女性是在流产等宫腔手术后开始出现痛经，因此要尽可能做好避孕，避免流产、月经期禁止性交、尽量减少盆腔感染等也可以预防或缓解痛经的发生与进展。

🏷 伴随"大姨妈"的噩梦：经前期综合征（PMS）

很多女性在月经前一周左右会出现各种不适，既有生理的不适也有心理的不适，多数不影响日常的生活工作，在月经来潮后自行消失，可不予理会。其中约有5%的女性症状严重，影响正常工作与生活，我们称之为PMS。

PMS为涉及身体及精神两方面的综合征。症状多样，可有全身不适、困乏、乳房胀痛、手足发胀、下腹部及背部酸胀下坠等，还可有便秘、腹泻、尿频及纳差等。精神方面有头痛、失眠、心悸、精神抑郁或易激动等症状，以上症状多在月经来潮后自然减轻或消失。

PMS的发病机制不明，它的发生与环境、精神因素、卵巢孕激素代谢异常、5-羟色胺含量降低、黄体中期内源性阿片样肽升高、黄体后期内源性阿片样肽下降、维生素B_6缺乏等有关。

因此治疗方面主要是缓解或消除躯体、心理症状，减少对个人日常生活、人际交往、生活质量的影响，并使治疗的副作用尽可能最小。

治疗方法包括对精神症状严重者适时使用抗焦虑及抗抑郁药物，使用钙剂和维生素B_6，对于周期紊乱者使用小剂量雌、孕激素调整月经周期等。还有不可或缺的心理疗法，有研究认为通过心理疏导、情绪调适以及寻求家庭支持和帮助等，有助于妇女PMS的改善。可通过专业的心理医生进行心理治疗，目的是通过治疗增强解决问题的能力，掌握应对技巧训练、生物反馈训练、放松训练及合理化情绪疗法等对PMS的患者也很有帮助。

总之，PMS是育龄期妇女发病率较高的疾病之一。绝大多数女性通过药物和心理调节可以得到缓解，无须为此忧虑。

🏷 "季经"省事吗

季经是指按季度来的月经，在中医古书中也称"居经"，在《辞海》中这样评注：居经"指妇女身体无病，而月经每三个月一行者，属正常生理范围"。也有很多有这种现象的女性觉得自己3个月来潮一次，又省事又省钱，无须治疗，其实这种观念是错误的。

在中医妇科经典典籍中，如《傅青主女科》和《济阴纲目》中均曾提及居经为先天禀赋不足加后天虚损所致，属于病态（其病也）。从西医角度来说，3个月来潮一次属于HPO轴反馈异常，这种女性常常排卵稀少，受孕率极低，子宫内膜病变发生概率高。

因此，可不能认为季经省事。尤其是有生育要求的季经女性应该及早到医院就诊，了解性激素情况，必要时积极助孕，以免错过最佳的生育时机。

🏷 正常月经知识问答与辟谣

如何看月经量的多少

月经量的多少因人而异，正常人一般是20～80毫升，每天换3～5次卫生巾。卫生巾上一元硬币大小的一块血渍代表1毫升出血量。如果受凉会导致月经量增多，如果月经量过多，换1次卫生巾很快就又湿透，甚至经血顺腿往下淌，这就不正常了。

◎ 经量少：整个月经期间的出血量都不足卫生巾上5个一元

硬币大小的血渍的话，那么有可能出血量少于5毫升，这就属于月经量过少。可能的原因包括卵巢功能减退（分泌的雌激素少，子宫内膜薄）、宫腔粘连（月经的流出道不通）、全身性疾病（如严重贫血等）等。甚至还有血流比较慢、月经期间刚好卧床这些不常见的因素等。因此，如果只是偶尔一次的月经量减少可以继续观察，如果持续量少要立即就医，明确病因。

◎ 经量多：一次月经总量大于80毫升称为月经量增多。按照卫生巾估算，普通日用（24厘米）卫生巾湿到如图3-2-1阴影部分所

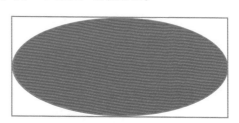

图3-2-1　月经血量估计示意图

示，约为4毫升血，夜用（48厘米）卫生巾约为10毫升血，可以自己估算一下。月经量增多主要是由子宫疾病所引起，比如子宫黏膜下肌瘤、子宫内膜息肉、子宫腺肌病等，这些都会增大子宫腔的面积，导致子宫内膜面积增大而引起月经量增多。还有少数是由宫腔炎症、血液系统疾病导致血液凝固性下降、宫内节育器（避孕环）等引起。在青春期和更年期这两个激素水平波动非常大的时期，内分泌失调引起的功能性子宫出血量大者也很常见。但是，与月经量少不同，如果月经量增多，严重时可导致贫血乃至危及生命，如果月经量明显超出正常量建议尽早就医，明确病因。

哪种月经颜色是正常的

月经的概念是伴随着卵巢的周期性排卵而出现的子宫内膜周期性的剥脱及出血。从本质上来讲，月经其实就是血和子

宫内膜，还有一些碎片细胞、炎症细胞、宫颈黏液、阴道上皮的脱落细胞等，共同混合形成。经血中有75%是动脉血，25%是静脉血，其中的静脉血量相对于我们印象中的鲜血会更多一些，这就意味着它的颜色与鲜红色相比会更深一些，加上排出过程中会发生血液凝固反应和氧化反应，看上去就是暗红色或棕红色，甚至暗黑色，其实都是正常的。

月经有血块正常吗

经血是不凝血，在经血流出的过程中，有一个凝固和抗凝共同发生反应的过程。经血中有子宫内膜，因为子宫内膜是固体，血液就会包绕着子宫内膜形成血块，血块的颜色比经血更深一些。经血中95%都是血液，内膜组织只占不到5%。因此经血中混有少量血块排出是正常现象。血块的多少和颜色的深浅与经血流出的时间、流出的速度、混合的内膜的多少等都相关。如果是大量的血块持续排出那就不正常了。

月经十几天不干净会不会是内膜癌

答案是不一定，但是有这种可能性。子宫内膜癌是发生于子宫内膜的一组上皮性恶性肿瘤，好发于围绝经期和绝经后女性。雌激素对子宫内膜长期、持续的刺激加上没有孕激素的对抗是子宫内膜癌重要的高危因素。在子宫内膜癌患者中，月经紊乱、持续时间长且量多者的发病率是正常女性的3倍。因此，长期的月经失调一定要到医院就诊，排除子宫内膜病变，及早开始治疗和调节内分泌激素，恢复正常月经周期的子宫内膜周期性脱落，不要到发生了癌变才悔之晚矣。

月经2天就没了要紧吗

正常月经期出血的持续时间为2～8天，多数女性为3～7天。如果月经来潮只出血两天即止，但是月经周期正常，仍然是28～30天来潮一次，出血量也正常，在20毫升以上，那就属于正常范围，无须紧张。如果经期只有两天同时伴有月经量明显减少（见第一问经量少）或者伴有周期紊乱者，就需要及时就医，寻找病因了。

本节要点

1. 正常的月经周期为28～35天，提前或延后7～10天可视为正常范围，只要能保持一定的规律性即可视为正常。末次月经是指距就诊日最近的一次月经，应从出血的第1天计算。

2. 月经量的多少因人而异，正常量一般是20～80毫升（按湿透80%，折合普通日用卫生巾5～20片），正常经血颜色是暗红色或棕红色，可混合少量血块。出血的持续时间为2～8天，多数为3～7天。

3. 初次月经称初潮，女性初潮的平均年龄为12岁。月经停止则标志着女性已经迈入了绝经期，绝经期女性的年龄为50岁左右。遗传、疾病、手术与医学治疗等多方面因素会使初潮与绝经期提前或延后。

4. 如果排除怀孕，月经周期与月经量的改变常常是女性生殖系统相关疾病的信号，提示内分泌紊乱或其他异常，需立即就医。

5. 原发性痛经的发生主要与月经时子宫内膜前列腺素含量增高有关，需要经妇科医生检查排除盆腔病变，治疗以止痛、镇静为主。继发性痛经的发病原因为盆腔病变，最常见的是子宫内膜异位症，治疗方法主要是对因治疗，就是去除相应的盆腔器质性病变。

6. PMS是指女性在月经前一周左右会出现生理和心理的不适，程度严重会影响正常工作与生活，在月经来潮后自行消失。治疗方面主要是对症处理，缓解或消除躯体、心理症状。

（杨炜敏）

人生规划之生育话题

我的"花季"是何时？多少岁生孩子最好

"娉娉袅袅十三余，豆蔻梢头二月初。"这是唐代诗人杜牧的名句，形容青春美貌的少女，花样年华，令人羡慕。那么我们的花季是何时呢？是十三四岁吗？当然不是，古人寿命短，因此生育早，十三四岁的小姑娘有的尚未月经来潮，身体发育也没完成，再加上医疗落后，遭遇难产导致死亡或产后并发症的情况十分常见。随着营养及医疗技术的提高，现代人的寿命是古人的两倍，结婚生育年龄也较古人推迟，生育年龄也更适合女性的生理特点。一般女性最迟16岁月经初潮，初潮标志着HPO轴的建立，生育功能的完善，初潮在古时也标志着女性具备生育能力了。我们总会听到长辈们催促年轻人赶紧结婚生子，这样对孩子、对产妇都有好处。但是现在很多女性都比较晚结婚，也比较晚生育。那么女性到底在什么年龄生育比较好呢？超出这个年龄阶段后又会怎么样呢？其实从生理的角度来说20～35岁生育最佳。月经初潮后女性虽有生育力，但生理和心理还比较幼稚，就算是在18～20岁，很多人还未完成学业，部分人可能刚进入社会，工作的收入也许连自己都养不活，有的人还只是刚结婚处于夫妻磨合期，如果在这时候生孩子，就真的是名副其实的"小妈妈"了。20～35岁的女性，身体状态相对比较好，性器官发育成熟，卵子质量也不错，生出健康宝宝的概率也更高，同时分娩的危险性也会降低，在心理上也相对比较成熟、稳定；况且如果有生育多胎的家庭计划，这个时间段内也足以安排几段怀孕、分娩的间歇期。而超过35岁的女性，卵巢功能和身体状态开始走下坡路，卵巢里的卵子数量和质量开始"断崖式"下降，受孕难度相对来说增加了，流产率也会升高，孕期和分娩的危险性也增大了，另外35岁以后生育，产后恢复会相对比较慢。随着年龄的增长，一些遗传性疾病发病的概率也会增加，某些妇女中常见的疾病就有可能出现，尤其是对于尚未生育的女性。

20岁到35岁正是创业、展示自我才华的最好时机，在这个时候生孩子，那我的职业生涯不是完了吗？读书近20载难道就是为了生孩子和带孩子吗？相信不少女性都面临这样的抉择。女性特殊的生理结构决定女性承担着繁衍人类的重要工作，十月怀胎、分娩、哺乳、养育，孩子天然地依赖母亲，这都需要时间、精力、体力。女性既想完成生育、承担家庭重任又想同时兼顾工作非常困难。相对而言，男性就基本不存在这些问题。尽管劳动法已经对于女性需要生育这件事进行了相应的保护，还是不能抵抗固有观念里对一些女性求职者的偏见。

我有一位在银行投资理财部门工作的朋友，工作后三年抱俩，却也同时晋升了部门经理，她分享给我的经验是她在孕期和产假期间，均和客户保持着固定的联系，并持续给客户介绍所需的理财产品。我的另一位朋友，在孕期被领导调走了部分业务，她本来也是颇有微词，但是闲下来的时间里，她通过了会计师资格考试，产后直接跳槽，又是妥妥的人生赢家。

作为新时代的女性，我们被太多的"家庭、贡献、牺牲、付出"等传统价值观所绑架，同时，"自我实现、独立自由"等新型价值观又充斥着我们的生活。然而，没有任何一种主义可以大于我们的生活，没有任何一种价值观可以绑架我们的自由。我们是女人，我们的身体是永恒不变的财产，生或升，并非鱼与熊掌，不断地提升自己，不论在职场还是在家庭都是非常必要的。

冻卵真的是后悔药吗

目前，胚胎冷冻保存技术已经相当成熟，许多有条件的女性想保留自己的青春和生育能力，让高龄的自己也能有一个备份生育的机会，将目光投向了冷冻卵子，一时间网上纷纷报道某女明星冻卵了，或者某高龄公众人物又生育二胎、三胎了，听上去好像女性可以更好地掌控自己的生育年龄了。冷冻卵子到底是不是生育后悔药？对身体有没有伤害？在国内，冷冻卵子是否合法？

随着社会的不断进步，人们面临的各种压力也不断增大，导致不孕率不断增高。科学的发展为解决不孕不育的问题提供了有力的帮助，目前治疗不孕不育的人类辅助生殖技术有很多种，如宫腔内人工授精（IUI）、体外受精－胚胎移植（IVF－ET）、卵胞质内单精子注射（ICSI）、输卵管内配子移植术（GIFT）等。冷冻卵子技术也属于人类辅助生殖技术的范畴。冷冻卵子是取母体健康时的卵子冷冻，阻止卵子随人体衰老而衰老，待想生育时再取出冷冻的卵子使用。

在冻精、冻胚胎、冻卵三项技术中，成功率最高的是冻精，最难的是冻卵。目前卵子冷冻技术正在逐步发展中，最初是慢速冷冻，目前的快速冷冻也叫玻璃化冷冻，这种方法能使保护液在短时间内降到-196℃而呈玻璃态，这样可以较好地避免卵子细胞在冷冻过程中产生冰晶而被损伤。尽管如此，相对于已较为成熟的精子冷冻和胚胎冷冻技术，卵子冷冻技术仍很稚嫩，远未成熟。

有关资料显示，自1986年世界上首名慢速冷冻卵子宝宝诞生起，全世界靠卵子冷冻技术出生的孩子也只有200多例，世界范围内也未广泛针对健康女性的远期生育而开展冷冻卵子业务。目前国内医院开展的冷冻卵子技术，均是基于某些疾病的医疗手段，主要是用来解决不孕不育问题，或者保持肿瘤患者的生育力，都是不得已而为之的办法。卵母细胞是人体最大的细胞，冷冻、解冻过程对于卵母细胞的损伤比较大。不同年龄的女性对于冷冻卵子的个数、质量都有不同要求，据国外研究统计，35岁以下的妇女，冷冻8个卵子可获得40.8%的活产，冷冻10个卵子获得60.5%的活产，冷冻10~15个卵子累计活产率可达到85.2%。然而35岁以上的女性，可能需要冷冻近20个卵子才有可能获得一次成功的妊娠机会。

由女明星引发的卵子冷冻潮，近期有了后续故事，普通女性也有了大胆的诉求。2019年12月，北京朝阳区法院接受了一起诉讼，31岁未婚女性诉北京妇产医院生殖中心拒绝为其冷冻卵子，一时间众说纷纭。近年来，越来越多专注事业的单身女性纷纷赴海外冷冻卵子，网上铺天盖地的广告宣传冻卵是生育的后悔药，是掌控自己生活的一种表现，是另一种存钱方式。

在一些西方国家，单身女性冻卵已有十余年历史，单身女性冷冻卵子也为公众所接受，冻卵真的是女性保留自己生育力的后悔药吗？我们生殖圈的乔杰院士曾经在网上有一段很出名的视频，里面提到的最佳生育年龄的理论真实且触动很多人的内心感受："建议年轻人35岁前生育，切勿盲目依赖冷冻卵子。"然而很多宣传都只关注冻卵的优势，而可能存在的问题就刻意忽略了。其实女性从月经初潮起，每个月只能产生一个成熟卵子，卵子质量最高的年龄段在25～35周岁，35岁后，卵子质量会逐年下降。正因如此，一些现代女性才寄希望于冷冻保存高质量卵子，留待年龄大时使用。但是，要获取卵子并不是件简单的事，它远不如取精子那么简单。男性取精，不需要服用药物，一次排精便可获得成千上万的精子，对健康无害。而女性一生只有区区400多个卵子可最终排出，且卵子生存能力差，不易保存，因此，无论出于什么目的，为了保证有足够的可用卵子，不可能只取一两个卵子保存，都需要取十几个、二十几个卵子保存。

因此女性朋友们要知道，想要同时获取一批一定数量的卵子，要先进行促排卵治疗，临床中通常是给女性注射促排卵药物，1个疗程要10天至半个月。在此期间，不断通过B超进行卵泡监测。当卵子发育成熟时，经过评估，才能将卵子抽取出来进行冷冻。促排卵药物易导致卵巢过度刺激综合征，引发腹水、肿胀等情况。同时，取卵的时候需要经阴道穿刺卵巢，这个过程可能发生感染、出血，也可能伤害卵巢功能，危害女性健康。此外，冷冻卵子技术最害怕"冻坏"卵宝宝，妊娠率低也是其不被推广的原因。所以，冻卵绝不是值得向所有人推荐的备孕方法。而且就算是冷冻了足量的卵子，复苏的时候是否有活力，能否达到成功生育的目的还存在很多不确定因素。

敏感、脆弱的卵子究竟能冷冻多久？卵子对温度、冷冻保护剂十分敏感，冷冻可能会对卵子的细胞结构造成伤害，且解冻过程也可能破坏卵子的细胞结构，解冻后卵子的复苏率也不高。冷存多年后，质量到底如何也不确定，且女性提前取卵会对健康造成一系列的危害。这样看来，仅仅为了一个高质量的卵子而冒这么多的风险，恐怕仍是一件得不偿失的事情。

女性生育顺其自然最好，不要因自己所谓的客观原因对下一代造成不可弥补的错误。在恰当的年龄段生育自己满意的后代，应当成为当代年轻人理智的选择。"机不可失，时不再来"这句话应用在此最适合不过。

如何保持孕力，延长生育力

成功的妊娠需要很多条件，精子、卵子、精子和卵子在合适的时间结合、种植到合适的子宫土壤里，在好的子宫和身体环境中慢慢长大，最终获得健康的孩子，在这些复杂的过程中，"天时地利人和"缺一不可。

数字显示，现在男性精子活力与50年前相比下降了一半。当然不只是男人，女人亦是如此。环境污染、生活节奏加快、压力空前等因素，都在损耗着我们的健康。我们的生活越来越好了，但生存环境却越来越恶劣了。女性的不孕率近20年间翻了两番，平均8名育龄女性就有1名不孕。怀孕这件事，女性要做的就是准备优质的卵子、良好的子宫环境、健康的身心。需具备以下四个前提，以维护女性的孕力。

体内激素正常分泌

卵泡发育成熟成为卵子排出，这是一个复杂的过程，需要多种激素团结合作，所以体内激素正常分泌就成了排卵的必要条件。

卵子品质优良

女性从出生开始，原始生殖细胞就保存在卵巢里了，随后在激素的刺激下发育成熟，并依次排出。年轻、健康的女性卵子发生染色体变异的概率越低，受孕概率就越高，将来发生流产的概率也越小。

良好的子宫环境

女性要爱护自己，做到计划妊娠。反复人工流产会导致子宫内膜变薄，宫腔粘连、子宫内膜炎症、盆腔炎症发生率增加，这些都对孕力有很大的破坏性。本书在"避孕话题：我的子宫我做主"章节会详细教你如何避孕，在不想生育的阶段要严格避免计划外妊娠和人工流产（包括药物流产），避免伤害自己的生殖器官，这也是保护和孕育宝宝的"根据地"。

健康饮食，规律作息，乐观心态

胎儿住在子宫，营养全靠母亲提供。如果母体消化吸收充分，胎儿就得以全面发育和成长；如果母体吸收不良，胎儿就会营养不足，有流产的风险。因此，备孕期应该营养均衡、补充叶酸、适度锻炼，受孕后要避免暴饮暴食，定期产检。怀孕期间，工作与生活压力过大会使女性紧张，情绪波动也因激素水平的变化比平时更显著，除了定期去医院产检外，精神调养也是孕期养生的重要环节。

本节要点

1. 建议女性适龄生育。

2. 女性要保持生殖健康，维护生育力还得从日常生活做起。

3. 冻卵并非女性的后悔药，合适的时间做对的事情，始终维护自己身体和情绪的健康状态，才是现代女性生育自由的一条正道。

（董梅）

关于孕前检查

怀孕是一位女性的大事，也是一个家庭的大事。当备孕提上日程时，便需要认真对待女性的身体检查了。

孕前要注意什么

育龄期女性孕前的注意事项包括：建议有准备、有计划地妊娠，避免做高龄孕妇；均衡饮食，合理控制体重；改变不良的生活习惯（如吸烟、酗酒等）及生活方式；避免高强度的工作、高噪声环境和家庭暴力；避免接触有毒有害物质（如放射线、高温、铅、汞、苯、砷、农药等）；孕前3个月开始口服叶酸或含叶酸的复合维生素片；有遗传病、慢性疾病和传染病者，需经过医生的评估并在其指导下计划妊娠。

孕前需要做哪些检查

孕前检查就像排雷，把怀孕前方隐藏在地底下的雷清扫一遍。那么孕前需要做哪些检查呢？

妇科检查及宫颈细胞学检查

排查妇科炎症及宫颈病变。妇科炎症可影响受孕，造成流产、胎膜早破、早产等，孕前应先行治疗以除后患。宫颈病变如宫颈息肉可致阴道反复流血，易与先兆流产混淆；宫颈癌在孕期处理则很棘手。妇科检查包括阴道扩张器检查、双合诊检查或三合诊检查，如图3-4-1所示。

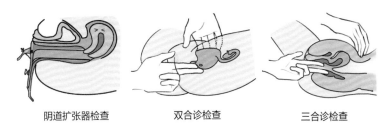

阴道扩张器检查　　　双合诊检查　　　三合诊检查

图3-4-1　妇科检查示意图

血常规检查

排查贫血，尤其是地中海贫血。贫血的女性应查明原因，补充相应缺乏的元素以改善贫血。地中海贫血为单基因遗传病，若夫妇双方地贫筛查均有异常，需进一步行地贫基因检测，孕前咨询胎儿是否有重型地中海贫血的可能。地中海贫血在我国广东、广西、海南、湖南、湖北、四川、重庆等地高发。

血型检测（包括ABO及Rh血型系统）

排查Rh阴性血型即俗称的熊猫血。熊猫血孕妇孕期有致敏、胎儿溶血的可能，孕期行规范的监测及预防可避免不良妊娠结局。

肝功能和乙肝两对半检查

排查肝炎、肝功能受损。

肾功能和尿常规检查

排查肾功能受损及泌尿系统感染。

空腹血糖检查

排查糖尿病，糖尿病患者血糖控制不良可造成胎儿畸形、羊水过多、早产等。

甲状腺功能检查

排查甲状腺疾病，因为无论是甲状腺功能减退还是甲状腺功能亢进，均可造成不良妊娠结局。

梅毒及艾滋病相关抗体检测

排查相关传染病，因其可导致胎儿畸形、流产、死胎等严重不良后果。

其他致畸微生物检测

其他致畸微生物包括风疹病毒、弓形虫、巨细胞病毒等，可以评估孕前的免疫状态，必要时预防接种，如风疹病毒IgG、IgM均阴性的孕妇，宜在孕前行风疹疫苗接种，避免孕期感染风疹病毒导致胎儿畸形而引产。

妇科B超检查

排查子宫、子宫附件的疾病，较大的附件包块宜孕前处理，避免孕期发生包块破裂、扭转等急腹症。

体重和血压检查

排查高血压、肥胖症。孕前维持正常体重〔18<身体质量指数（BMI）<24，BMI的计算方法：体重（千克）/身高（米）^{2}〕，太瘦（BMI<18）和超重（BMI>24）均不利于受孕，且会增加妊娠并发症。血压应小于140/90毫米汞柱，高于上值为高血压，需至内科就诊控制血压在正常范围。

口腔检查

排查牙周病、龋齿、阻生智齿等口腔疾病，有问题需于孕前及时处理，避免怀孕期间口腔急症带来的治疗不便和风险。

本节要点

1. 建议备孕前做孕前检查，孕前检查就像排雷，把怀孕前方道路隐藏在地底下的雷都清扫一遍，帮助更好地怀孕。

2. 孕前检查包括常规体格检查、妇科检查、传染病检查、致畸微生物检测等。

3. 孕前检查时还可及时处理可能引起孕期治疗不便的健康问题。

（赖宝玲）

避孕话题：我的子宫我做主

享受男女亲密的同时又不打算怀孕，要避孕

2019年春节刚刚结束，湖北十堰女孩小橘（化名）又一次走进医院的妇科门诊，在21岁时就做了第一次人工流产的她，流产频率令人惊悚，年仅27岁的她，人工流产次数高达17次。几个月前因为宫腔粘连，赵医生为小橘做过宫腔镜分离术："术中发现她因为流产次数过多，子宫内膜严重缺失，薄得就像一层纸，宫腔内伤痕累累。"本着对患者负责的态度，赵医生劝告小橘如果不是非流产不可，建议她留下这个孩子，因为她以后再想怀孕可能会十分困难。但小橘淡淡地说自己还没有结婚的打算，也没有能力抚养一个孩子，坚决要手术。据《人工流产后避孕服务规范（2018版）》的数据，近年来中国人工流产数量大，每年900多万例，且存在人群低龄化及高比例的重复人工流产等特点。我们在心疼这些未出生的小生命之余，更应该对这些男女呼吁：享受男女亲密的同时又不打算怀孕，要避孕！避孕的方法有多种，总有一款适合你。

常用的避孕方法

常用的避孕方法包括短效口服避孕药、皮下埋植避孕剂、宫内节育器、避孕套、绝育术、自然避孕法、体外排精避孕法等，其中，自然避孕法和体外排精避孕法因其失败率较高，不推荐常规选择；而绝育术是长效、永久的避孕方法，一般很少使用。下面我们主要介绍前4种避孕方法的特点。

短效口服避孕药

原理：通过雌、孕激素调节身体内分泌、抑制排卵，从而起到避孕的效果。

优点：不良反应少、代谢快，停药后很快可以怀孕；高效避孕，正确服用药物的避孕效果接近100%。此外，短效避孕药还具有避孕外的其他好处，比如缓解痛经、调节月经周期、降低某些癌症的发病率等。

缺点：必须连续服药，不能漏服。此外，对于长期吸烟、有动静脉血栓形成史、肝炎、肾炎、严重高血压、严重反复偏头痛、糖尿病等人群不适合口服避孕药。

用法：目前市场上常见的短效口服避孕药有去氧孕烯炔雌醇片、炔雌醇环丙孕酮片、屈螺酮炔雌醇片和屈螺酮炔雌醇片（Ⅱ）。前三种短效避孕药每盒含21片药，服用方法均为月经周期的第一天开始，每天服用1片，连续服用21天，停药7天后接着服用第二盒；而屈螺酮炔雌醇片（Ⅱ）每盒28片药，也是从月经周期第一天开始，每天服用1片，连续服用28天，接着服用第2盒，2盒中间无须停药。

皮下埋植剂（即俗称的"皮埋"）

原理：通过缓慢释放孕激素抑制排卵、改变宫颈性状等起到避孕的效果。

优点：一次植入，起效3～5年；药物持续自动释放，不用口服药物，不存在漏服的问题；高效避孕，效果大于99%。

缺点：植入或取出需去医院门诊进行小手术，一般几分钟完成。对于长期吸烟、有动静脉血栓形成史、肝炎、肾炎、严重高血压、严重反复偏头痛、糖尿病等人群不适合。

用法：通过将含有孕激素的如火柴般大小的硅胶棒植入妇女上臂皮下，即可持续发挥避孕效果。月经周期第1～7天内均可放置，放置后24小时即发挥避孕作用。植入或取出均需进行一个小手术，一般几分钟完成。根据植入孕激素含量的不同，使用年限为3～7年不等。

宫内节育器（即俗称的避孕环）

原理：避孕环作为一种带有活性物质的异物置入子宫腔内，引起宫腔局部炎症反应，通过改变宫腔环境，在影响精子与卵子结合、阻止受精卵生长、影响受精卵着床等方面起到避孕的效果。

优点：简便、经济、长效（不同的避孕环可放置5～15年不等）、可逆（取出后很快可恢复生育功能），不用口服药物。此方法适合较长时间无生育要求的女性。高效避孕，效果大于99%。

缺点：避孕环需在医院门诊手术室放置或取出，手术时间一般几分钟可完成；常见的副反应是不规则阴道流血，一般不需要处理，3~6个月后可逐渐恢复；偶有发生避孕环移位或脱落、避孕环嵌顿、带环怀孕等并发症的可能，需定期检查避孕环的位置；对于生殖器畸形、生殖道急性炎症等人群不适合放置避孕环。

用法：含铜避孕环放置时间一般为月经干净后第3~7天，含孕激素避孕环在月经第4~7天放置。不同的环，可放置时间5~15年不等。

避孕套

原理：通过阻止精子与卵子相遇达到避孕的效果。

优点：没有不适用人群，无副作用，正确使用的避孕效果达98%；除避孕外，还有其他避孕措施所不具备的独特作用——预防性病。

缺点：一次性使用，需男方配合。

用法：选择合适型号的避孕套，小心撕开外包装，向避孕套内吹气检查避孕套是否漏气，应在勃起的阴茎与对方身体接触之前戴上。先用手指将避孕套闭口端的小囊内空气挤出，确保开口端卷曲部分露在外侧，将避孕套平顺地由阴茎头部卷至末端，完成性交射精后应在阴茎仍勃起的情况下用手按着避孕套底部开口端抽出阴茎，在阴茎完全抽离阴道后将其脱下。性交时如不慎脱落，应立即更换另一只避孕套。

发生了无保护措施的性行为怎么办

在没有采取任何避孕措施的情况下发生了性生活或避孕措施失败，如漏服口服避孕药，避孕套破裂、滑脱等意外情况，而又不想怀孕怎么办？只能听天由命、惴惴不安地等待1个月直到大姨妈来临解除警报或验孕棒出现2条杠杠吗？其实还有补救的机会。但是，必须在事后72小时最晚不超过5天内使用补救措施。补救措施就是紧急避孕，包括放置含铜避孕环和口服紧急避孕药两种方法。

含铜避孕环可用于紧急避孕

在无保护性生活后5日（120小时）内放入，有效率可达95%，不适用人群如前所述。

紧急避孕药

顾名思义就是在紧急情况下，非常规使用的避孕药，主要有单纯孕激素避孕药和抗孕激素类药物两种。

使用方法：单纯孕激素避孕药的服用方法为在无保护性生活后72小时内口服1片，12小时后重复服1片。抗孕激素类药物服用方法为在无保护性生活120小时内口服1片即可。紧急避孕药的有效率约为85%。值得注意的是，避孕效果随服药时间的推迟而降低。

副作用：恶心、呕吐、头晕等类似早孕反应，月经紊乱等。服用紧急避孕药只是事后亡羊补牢的补救措施，失败率较常规避孕措施高10倍以上，不能依赖事后紧急避孕作为常规避孕方法，否则会引起月经紊乱。

口服避孕药，不仅仅是避孕那么简单

前面我们提到，短效口服避孕药除避孕外，还有额外的用处，不仅仅是避孕那么简单，可以一药多用，身兼多职。下面我们就列举一下它的额外功效。

◎ 治疗功能性子宫出血、月经紊乱、调节月经周期。假如月经周期不规律、月经量过多等，口服避孕药就是一个不二选择，既可以调整月经，又可以避孕。

◎ 治疗子宫内膜异位症、子宫腺肌病，缓解痛经。

◎ 治疗多囊卵巢综合征，改善多毛、痤疮等症状。

◎ 预防子宫内膜癌、卵巢癌。

🏷 意外怀孕不想要，流产一下就好了吗

尽管前面介绍了很多避孕方法，但总有意外的情况。意外怀孕不想要，怎么办？流产一下就好了？真的像街头广告说的"今天做人流，明天就上班"那么轻松吗？其实流产没有那么简单。流产对女性的生殖健康有一定的影响，可造成感染、异位妊娠、月经不调、闭经、不孕症等后果。如没有做好生孩子的准备，避孕是上策，紧急避孕是下策，而人工流产则是下下策。人工流产分手术流产（即俗称的人流）和药物流产（即俗称的药流），均有其副作用。怀孕的过程就像种子在子宫内落地、生根、发芽并茁壮成长的过程，种子即胚胎，土地即子宫壁，正常的分娩是瓜熟蒂落的过程。而流产则是硬生生地将种子从土地里刨出来，处理不当可能造成水土流失甚至变成沙漠，以后无法再次种植。临床上一次人流后即患不孕症的案例比比皆是。因此，享受鱼水之欢时如不想造出"人命"，请做好避孕。意外怀孕了，流产前请三思！

🏷️ 无痛人流真的"无痛"吗

"无痛人流""超导可视无痛人流"等一系列街头广告，让人误以为人流手术有高、精、尖的新技术，其实不管是无痛也好，超导可视无痛也罢，实质性的操作都是一样的。我们先来了解一下人流的手术过程。主要工具就是一根连接负压的吸管，进入宫腔后通过负压吸出妊娠囊及胚胎组织，将妊娠相关的组织连根拔除。无痛只是手术过程中的麻醉药使人暂时失去痛觉，而超导可视则是通过超声监测指引手术过程而已。其人流手术的操作过程是一样的。有了麻醉剂，能让你在人流手术过程中完全没有感觉，睡一觉手术就做完了。但流掉的孩子真的没有痛苦吗？子宫内膜受的创伤，没有痛苦吗？子宫在流血，只是无法诉说罢了。

🏷️ 人流到底"流"掉了什么

打个麻药，只需几分钟，体内不想要的一团肉就被吸走了。看起来简单的一个人流手术，流掉的何止是看得见的胚胎，还可能流掉子宫内膜，甚至以后的生育能力。

🏷️ 上了环就可以高枕无忧了吗

避孕环是一种高效的避孕措施，经济、简便，尤其受到生育后女性的青睐。但上了环就可以高枕无忧了吗？并不是。如果房间不合适（子宫和环的形态、大小不匹配）或经常洪水泛滥（月经过多），避孕环可能会跑位，即避孕环下移或脱落，使其失去避孕效果；严重者，避孕环可能严重跑位，进入子宫肌壁甚至腹腔造成嵌顿，这种情况不仅失去避孕效果，还可能造成身体的其他损害，需要及时取出避孕环。因此，上环的第一年，建议第1、第3、第6、第12个月随访环的位置，以后每年随访1次。此外，避孕环对性传播疾病无任何保护效果，若与不放心的性伴侣发生关系，建议加用避孕套。

本节要点

1. 暂无生育计划的女性一定要做好避孕措施，这是保护自己的基本常识。

2. 常用的避孕方法包括短效口服避孕药、皮下埋植剂、宫内节育器、避孕套。每种避孕方法都各有其优缺点。

3. 发生无保护措施的性行为后可采用紧急避孕措施：含铜避孕环或紧急避孕药。

4. 短效口服避孕药除避孕外，还有治疗多种妇科疾病的额外功效。

（赖宝玲）

孕产话题：产前检查、孕期、分娩和产后

本书在"成年期"章节已经描述了奇妙无比的怀孕过程。迎接新生命对一个家庭来说是无比喜悦和期待的事情，可是怀胎十月会令女性的身体发生显著变化，孕期和分娩从来都不轻松。女性在这个过程中如何安然度过且能顺利到达母子平安健康的彼岸呢？细读以下内容将指引和帮助你。

🏷 怀孕后常遇到的问题

怀孕了，怎么算孕周和预产期

计划怀孕的女性建议每月标记好月经的日期，因为停经前最后一次月经的日期是妇产科医生计算孕周和预产期的重要依据。对于平素月经周期规律的女性来说，粗略计算预产期的方法是最后一次月经来的第一天，月份减3或加9，日期加7。而医生说的怀孕几周是从最后一次月经来的第一天算起，而不是从月经结束或同房那天算起。比如，小雪的最后一次月经是6月10日来，6月15日结束的，当她7月22日看医生时，已经是怀孕42

天即6周了，而她的预产期则是3月17日。现在有很多App可以计算孕周、预产期，孕妈妈们只要记住最后一次月经的日期，其他的交给App和医生就可以了。当然，对于月经不规律的女性来说，孕周和预产期的计算单纯靠末次月经的日子计算可能不准确，需要B超辅助纠正。

怀孕后什么时候开始产检

第一次B超检查建议在孕6～8周，这次的B超检查有两大作用：一是确定宫内孕或异位妊娠，单胎或多胎妊娠，二是确定孕周。B超检查确定了宫内胚胎有胎心搏动后就可以开始第一次建册产检，建册最好在孕11周前完成，因为孕11～13+6周有重要的产检内容，过时无法补做。

产检的内容和流程

产检就像升级游戏，早期妊娠如初级、中期妊娠如中级、晚期妊娠如高级，一级级通关成功，最终才能抱得宝宝归，晋级为伟大的母亲。规范的产检能够及早防治妊娠并发症或合并症，及时发现胎儿异常，评估孕妇及胎儿的安危，确定分娩时机和分娩方式，保障母胎安全。产检的内容包括病史及症状的了解、体格检查、产科检查、必要的辅助检查和健康教育指导。产检流程为：孕早期建立孕期保健手册即建册，然后医生根据孕妇的具体情况预约后续的系列产检。无合并症的孕妇建议产检次数至少8次，有高危因素者，酌情增加次数。一般推荐的产检孕周和内容见表3-6-1。

表3-6-1　产检的内容和注意事项

检查次数	保健内容	检查项目	注意事项
第1次产检（孕6～13+6周）	1.建立孕期保健手册，即俗称的建册 2.询问月经情况，确定孕周，推算预产期 3.评估孕期高危因素、是否适合继续妊娠 4.全面的体格检查，包括心肺听诊，测量血压、体重，计算BMI，常规妇科检查（孕前未查）	1.血常规、尿常规 2.血型（ABO和Rh）（孕前未查）及抗D滴度（Rh阴性血型者） 3.肝肾功能、空腹血糖 4.乙肝病毒表面抗原、梅毒血清抗体和HIV筛查（孕期免费项目） 5.地中海贫血筛查（孕前未查） 6.早孕期超声检查明确宫内妊娠、胎数及孕周 7.孕11～13+6周含NT的早期唐氏筛查	1.保证均衡、营养的饮食，保持心理健康 2.避免高强度的工作、高噪声环境和家庭暴力 3.避免接触有毒、有害物质和宠物 4.慎用药物 5.继续补充叶酸或含叶酸的复合维生素
第2次检查（孕14～19+6周）	1.分析首次产检的结果 2.询问阴道出血、饮食、运动情况 3.体格检查，包括血压、体重，评估体重增长是否合理，宫高及胎心测定	错过早期唐氏筛查的孕妇，此时可选择中期唐氏筛查（孕15～20周）或无创DNA产前检测（孕12～23周）。高危孕妇行羊水穿刺产前诊断（孕16～22周）	开始常规补铁和补钙
第3次检查（孕20～24周）	1.血压、体重 2.宫高 3.胎心率	1.大排畸超声检查，筛查胎儿的结构畸形（孕20～24周） 2.尿常规	大排畸超声检查的时间较长，大部分医院需要提前预约

检查次数	保健内容	检查项目	注意事项
第4次检查（孕25～28周）	1.血压、体重 2.宫高 3.胎心率	1.口服葡萄糖耐量试验 2.血常规 3.尿常规 4.抗D滴度复查（Rh阴性血型者）	如口服葡萄糖耐量试验异常，需通过饮食、运动或胰岛素注射控制血糖，使血糖处于满意水平
第5次检查（孕29～32周）	1.血压、体重 2.宫高 3.胎心率 4.胎位	1.尿常规 2.产科超声检查	1.每日固定1小时自数胎动，如较前变化明显，需及时就诊 2.如胎位不正，需在医生的指导下进行胎位纠正
第6次检查（孕33～36周）	1.血压、体重 2.宫高 3.胎心率 4.胎位	1.尿常规 2.肝功能、胆汁酸检测	1.每日固定1小时自数胎动，如较前变化明显，需及时就诊 2.如胎位不正，需在医生的指导下进行胎位纠正
第7～11次检查（孕37～41周）	1.血压、体重 2.宫高 3.胎心率 4.胎位	1.尿常规 2.胎心监测（每周1次） 3.产科超声检查	1.每周产检1次 2.和产检医生商量确定分娩方式及分娩时机

口服葡萄糖耐量试验（糖耐）过了，我可以吃香喝辣了吗

很多孕妈妈误以为孕中期的糖耐正常，后面就可以放开肚皮随便吃了。其实糖耐过了，只能说明前段时间的血糖正常，后期若不注意控制饮食，还是可能得妊娠糖尿病。孕期血糖高易导致宝宝过大、羊水过多、早产甚至胎儿畸形等。所以，为了母胎的健康，糖耐过了仍需坚持健康饮食。

唐氏综合征筛查与诊断要如何选择？羊水穿刺产前诊断有必要吗

唐氏综合征的筛查与诊断，是每个孕妇都会遇到的纠结点。唐氏综合征产前筛选检查（唐氏筛查），无创DNA产前检测，羊水穿刺，选择哪一个？其实无论哪种检查都有其优缺点，没有完美适合所有人的检查。

◎ 唐氏筛查：唐氏筛查价钱便宜，仅需抽取孕妇外周血，对母胎无创伤；但孕周要求在第11～13周+6天或第15～20周，对唐氏儿的检出率小于90%，且仅对21-三体、18-三体及神经管缺陷计算患病风险，筛查不等于确诊，若提示高风险，需进一步行羊水穿刺产前诊断。若提示低风险，也不代表胎儿完全正常。

◎ 无创DNA产前检测：无创DNA产前检测对母胎无创伤，检测孕周范围较宽，孕第12～23周，对唐氏儿的检出率高于99%，属于高级筛查，但价格较高，是唐氏筛查的5～10倍，且仅对21-三体综合征、18-三体综合征、13-三体综合征计算患病风险（部分地区推出的无创DNA产前检测-plus，还可以针对X/Y染色体数目及常见的染色体微缺失微重复综合征计算患病

风险）。但筛查不等于确诊，若提示高风险，仍需行羊水穿刺产前诊断。若提示低风险，不代表胎儿完全正常。

◎ 羊水穿刺产前诊断：羊水穿刺产前诊断能检测所有染色体数目异常和大片段的结构异常，以及染色体微缺失微重复综合征，是染色体疾病产前诊断的"金标准"。因此，无论是唐氏筛查还是无创DNA产前检测，均不能代替羊水穿刺产前诊断。

（1）羊水穿刺产前诊断的指征包括：孕妇年龄≥35岁；产前筛查发现染色体核型异常的高危人群、胎儿发育异常或可疑结构畸形；妊娠早期接触过可能导致胎儿先天缺陷的物质；夫妇一方患有先天性疾病或遗传性疾病，或有遗传病家族史；曾经分娩过先天性严重缺陷婴儿；羊水过多或过少。

（2）羊水穿刺可怕吗？孕妈妈们初次听到医生的这个建议，心里往往既害怕又担心：会不会伤到我的宝宝？会不会很痛？其实羊水穿刺就是用一根细针通过妈妈的腹壁子宫进入羊膜腔，抽点羊水，即宝宝拉的尿液出来检测。既不会伤到宝宝，疼痛感亦是在可承受范围之内。整个穿刺过程在1分钟内即可完成，最大的疼痛感与抽血类似；全程在B超的监护下，所以细针不会碰到宝宝；另外，对于正常的胎儿来说，羊水是不断产生的，因此不需要担心穿刺后羊水减少的问题。但羊水穿刺毕竟属于侵入性检查，存在一定风险，但孕妈妈们也没必要过度担心，一般情况下，羊水穿刺术比较安全，但仍有穿刺失败、导致感染、流产的风险，羊水穿刺的总风险概率低于1%，胎儿丢失率0.1%～0.5%。

辣妈是如何养成的

怀孕了得吃两人份

老一辈常说："怀孕了得吃两人份，宝宝才会有足够的营养。" 不少吃货妈妈也觉得怀孕是解除减肥紧箍咒的难得时期，尤其是在经过早期孕吐的折磨后更觉得美食不可辜负，得加倍补充回来。但是负责任的医生还是得泼一下冷水：请孕妈们克制！

孕期体重得有控制地增长，因为孕期增重过多，且不说体重越发沉重、行动越发不便，还容易诱发可怕的妊娠糖尿病、高血压、巨大胎儿等并发症，徒增怀孕的风险；而且产后得从更高的体重开始减重，减不下来的人比比皆是，还容易引起糖尿病、乳腺癌等疾病。所以怀孕了，家里必备体重秤。孕早期体重增加慢，每月一测即可；孕中、晚期则需要每周一测，根据增重速度来调整饮食量。每次称重前应排空大小便、赤脚、着单衣，以保证数据的准确性。并且用专门的本子及时记录好，方便查看和比较。根据孕前的BMI情况，孕期合适的增重范围请参考表3-6-2。总体而言，孕前越胖，孕期体重控制越严格。

表3-6-2　美国医学科学院推荐的孕期适宜体重增长值及增重速率

孕前BMI	总增重范围/千克	孕中、晚期每周增重速率（范围）/千克
低体重<18.5	12.5~18	0.51（0.44~0.58）
正常体重18.5~25（不包含）	11.5~16	0.42（0.35~0.50）
超重25~30（不包含）	7~11.5	0.28（0.23~0.33）
肥胖≥30	5~9	0.22（0.17~0.27）

 注：双胎孕妇孕期总增重推荐值是孕前正常体重者为16.7~24.3千克，孕前超重者为13.9~22.5千克，孕前肥胖者为11.3~18.9千克。

那么，孕妇应该怎么吃呢？孕早期胎儿的生长发育速度较慢，所需营养与孕前无太大差别。孕中期开始，胎儿加速生长，组织器官的发育也相应加快，对营养的需求增大，应合理增加食量。根据中国营养学会制定的《孕期妇女膳食指南》，孕期应重点补充叶酸、碘和铁，因此孕中、晚期应每天增加20～50克红肉，每周吃1～2次动物内脏或血液；而为了满足能量增加的需要，以补充优质蛋白质为主，奶、鱼、禽、蛋、瘦肉最佳，并且每周最好食用2～3次深海鱼类，以提供对胎儿大脑和视网膜发育有重要作用的n-3长链多不饱和脂肪酸。每种食物的详细分量推荐请参考图3-6-1。

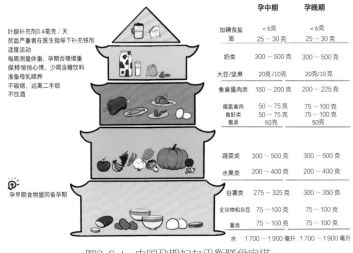

	孕中期	孕晚期
加碘食盐	<6克	<6克
油	25～30克	25～30克
奶类	300～500克	300～500克
大豆/坚果	20克/10克	20克/10克
鱼禽蛋肉类	150～200克	200～225克
瘦畜禽肉	50～75克	75～100克
鱼虾类	50～75克	75～100克
蛋类	50克	50克
蔬菜类	300～500克	300～500克
水果类	200～400克	200～400克
谷薯类	275～325克	300～350克
全谷物和杂豆	75～100克	75～100克
薯类	75～100克	75～100克
水	1700～1900毫升	1700～1900毫升

叶酸补充剂0.4毫克/天
贫血严重者在医生指导下补充铁剂
适度运动
每周测量体重，孕期合理增重
保持愉悦心情、少喝含糖饮料
准备母乳喂养
不吸烟、远离二手烟
不饮酒

孕早期食物量同备孕期

图3-6-1　中国孕期妇女平衡膳食宝塔

吃得不对，对宝宝的影响有多大呢？宝宝生长发育所需要的原料全部来源于母亲，若妈妈偏食，叶酸补充不够，就会大大增加宝宝患神经管畸形、贫血的概率；铁也是血红蛋白合成的必需原料，若肉吃得少、铁含量不足，不但宝宝容易贫血，而且早产、流产的风险也会增加；碘是合成甲状腺素的原料，摄入不足可能会孕育一个患呆小症的宝宝，后果很严重。爱美的辣妈们都想生完宝宝后的身材像没生一样，她们控制嘴巴的毅力也非常令人佩服。但是请注意，增重不足时胎儿会小于胎龄很多，而且以后的患病风险也相应增加，学龄期还会出现认知障碍、学习能力下降等情况，最终的成年身高也较矮，可以说是后患无穷。

孕期吃得对，对孕妈来说也是非常重要的。从前不注重均衡饮食的孕妈可以趁此机会养成良好的饮食习惯，这将受益终身。而且千万不要以为妊娠糖尿病、高血压只是妊娠期的问题，生完就好了。这些妊娠期落下的病根很可能会追随终身，以后患糖尿病、高血压的概率会大大增加，不仅得终生服药，而且更多的并发症将接踵而至，严重影响生活质量。

所以，孕期吃多少、吃什么，是一个特别重要的问题，请辣妈们切勿掉以轻心。

孕吐熬熬就过去了

一声干呕，随之一阵翻江倒海，这是很多女生发现自己荣升为孕妈的最初记忆。孕吐是鲜少孕妈可以逃过的痛苦，一般于孕9周前开始出现，伴有轻微的上腹部不适，随着孕早期的结束大多可戛然而止。若是孕9周以后才出现恶心呕吐，或者伴随明显的腹痛、头痛等症状，可能是由其他疾病引起的，必须马上到医院明确病因。

孕吐的危害大吗？孕吐的严重程度不同，危害自然也有差异。轻度的孕吐除了不适感外，几乎不影响能量的摄入，可以不必紧张。但频发的呕吐严重影响进食时，不仅会使胎儿发育得不到充足的原料；而且胎儿饥饿的身体为了获取能量，不得已就得分解母亲的脂肪，但是脂肪分解除了产生能量，还会产生对胎儿神经发育有害的物质——酮体，酮体聚集多了会引起代谢性酸中毒、低钾血症等一系列问题，对母胎的健康都是极大的挑战。

庆幸的是，孕吐反应大多可以通过自我调节明显缓解。中国营养学会制定的《孕期妇女膳食指南》推荐：保持愉快、稳定的情绪；根据个人喜好调配食物的色、香、味，并选择容易消化的食物，少食多餐；不必过分强调平衡膳食，也无须强迫进食，因为备孕期良好的营养贮备可以维持孕早期母胎的营养需要，但每天须保证摄取至少130克碳水化合物以保证身体组织对葡萄糖的需要，预防酮症。可提供130克碳水化合物的食物有约200克的全麦粉或170~180克的精制小麦粉或大米50克、小麦精粉50克、鲜玉米100克、薯类l50克的食物组合。

但是也有不少孕妇并不能通过自我调节来减轻恶心呕吐，选择药物治疗又是否安全呢？美国妇产科医师协会发布的《妊娠期恶心呕吐管理指南》（以下简称为《指南》）认为，从孕前一个月开始口服维生素有助于降低孕吐的发生概率；恶心时可服用生姜；维生素B_6和多西拉敏是治疗孕吐首选且安全的药物。但其他止呕药，如甲氧氯普胺、糖皮质激素、异丙嗪等则可能出现明显的副作用，所以若使用维生素B_6和多西拉敏后症状依然没有改善，千万不要自行加量或复合更多的止呕药使用，求助医生才是正道。

持续的妊娠剧吐可以引起孕妇严重的并发症，不可轻视。除了引发营养不良外，妊娠剧吐还可能诱发韦尼克脑病、脾脏破裂、食管破裂、气胸、急性肾小管坏死等危及生命的并发症，并且增加抑郁症、焦虑症的发生率。而且研究显示，在出现孕吐时尽早治疗比出现妊娠剧吐后再治疗的效果更好，因此孕吐应积极处理，断不可一直熬着。庆幸的是，妊娠剧吐并不会增加流产率，对宝宝的生长发育也没有什么大影响，所以辣妈们不必过多担心宝宝，照顾好自己才是最重要的。

怀孕做什么运动好

怀孕无疑是女人的特殊时期，挺着个大肚子，做什么都不方便，一不小心就流产了，很多孕妈都对运动敬而远之。现在经过产科医生的不断提醒，越来越多的孕妈们已经知道了孕期要控制体重，除了前面介绍的平衡饮食外，运动也是控制体重的另一重要方法。而且运动锻炼后肌肉强度增加，能够减少腰背痛、盆底功能不全的发生率，不仅生得快，而且恢复得好。

孕妈们想要安全、放心地运动，先要正确认识身体的变化，选择合适的运动。首先，怀孕的时候血管张力低，血压下降；并且孕后期长大的胎儿压迫腹部的大静脉——下腔静脉，更容易出现低血压，所以医生会建议向左侧躺而不要仰卧。因此，孕后期就应该避免一些躺着做的瑜伽动作或普通的普拉提动作了。其次，为了维持正常的血压，心脏比不怀孕时跳得更快，以泵出更多的血，而高温的环境加快了体内水分的流失，不但容易让人脱水，而且会加速心脏的跳动，心脏工作得太累可是会罢工的！所以运动的时候要穿透气的舒适衣服，环境温度不宜过高，并且要及时补充水分。做到以上三点，健步走、游泳、骑自行车等中等强度的有氧运动就可以放心地进行了。相反地，看似运动量不大、以为可以事半功倍的热瑜伽却是危害很大的运动，孕妈们请避免入坑！然后，胀大的肚子使得重心前移，转体、前倾等容易造成重心不稳的动作应在有旁人保护的情况下再进行。最后，孕期韧带强度会减弱，运动时要更加注意保护关节，避免受伤。

《指南》推荐健康的孕妇每天应进行不少于30分钟的中等强度的身体活动，指的是运动后心率可达到最大心率的50%～70%、主观感觉稍疲劳、但10分钟左右可恢复正常的运动。最大心率=220-年龄（次/分），如年龄为30岁，则最大心率为190次/分，活动后的心率以95～133次/分为宜。常见的中等强度的运动包括快走、游泳、打球、跳舞、孕妇瑜伽、各种家务劳动等。孕妇应根据自己的身体状况和孕前的运动习惯，结合主观感觉选择活动类型，量力而行，循序渐进。孕期运动的具体内容可以参见本书"不同时期女性的健身方案"章节。

以上建议均只适合母胎情况均良好的孕妇，若是对自身情况不够了解，请在制订运动计划之前去咨询产科医生，切忌盲目运动。

怀孕还能不能化美美的妆了

怀孕后皮肤变差，雀斑满脸爬，颜值跌到低谷。这是孕期激素改变引起的正常变化，不想接受却又无可奈何，只能求助于万能的化妆品给自己带来好心情了。但是又忍不住担心化妆品会不会对宝宝的发育不好，该怎么办呢？

这些担心并不是多余的。怀孕是非常时期，尤其是孕早期，这可是宝宝发育最关键也是最容易受影响的时期。化妆品中的成分经皮肤和黏膜吸收入血是可以通过胎盘聚集在宝宝身上的，到底会不会给宝宝的发育带来影响就取决于浓度的高低了。然而一个完整的妆容涉及那么多产品，每种产品又有那多种成分，还往往不标明每种成分的含量，而且这些成分有多大比例会被吸收入血也不确定，怎么办呢？其实不必发愁，只要记住以下的原则即可。

◎ 只化淡妆，远离浓妆。皮肤是人体抵抗疾病的第一道防线，涂在皮肤上的化妆品成分只有少量能够渗透到含有血管的真皮层。淡妆的化妆品用量少、颜色浅，正规品牌经过认定，确认不含有"孕妇禁用、慎用"成分的产品，可以放心使用。然而深颜色的口红、眼影通常含有较高浓度的重金属，而且化浓妆时用量通常都较大，吸收入血的浓度自然就增加了，所以请远离浓妆。值得注意的是，不管什么妆容，使用口部和眼部的化妆品时要格外小心。因为口部和眼部的化妆品通常颜色较重，口红容易在进食时经口腔和胃肠道黏膜吸收；眼结膜含有丰富的血管，眼线和睫毛膏的成分容易经眼结膜吸收入血，这两个部位的吸收率可比皮肤高得多。所以口红在进食前请务必擦干净，眼部产品最好不用。

◎ 温和为主，避免刺激。产品是否刺激，闻一闻就能知道大概了。脱毛膏、指甲油、染发剂、香水等味道"大"的产品都属于刺激性产品，这些产品中常含有酒精、香料、容易致癌的化学添加剂，孕期应避免使用。当然也有闻不出来的刺激性产品，如强效的美白、祛斑、祛痘产品，这些产品中的重金属成分较高，或者含有能影响内分泌功能的激素，所以还请辣妈们绕道。

化妆品琳琅满目，成分多如牛毛，难以一一细说。总的来说，孕期小心点是有必要的，但也没必要将自己硬逼成一个化学及医学专家。化妆本就是图个好心情，这对于孕育宝宝才是最重要的。

不想承受十级痛，我要剖宫产

"剖宫产不痛"这一错误的观念似乎已经深入广大女性的心中了。不少产妇来到医院的第一件事就是拉着医生的手恳求道："医生，我怕痛，你给我剖宫产吧！"医生每次听到这种诉求，都只能无奈地感叹：剖宫产明明有百般罪，却不知何时被供上神坛。

所谓的"剖宫产不痛"，其实是因为产妇往往在待产之前就进行剖宫产，不必经过漫长的等待宫口开全的阵痛折磨。但若是这样就误以为剖宫产可以让你舒舒服服地生孩子，那就大错特错了。有这种观念的过来人在剖宫产后都会委屈地问医生："不是说剖宫产不痛的吗？"

先来看看剖宫产的过程吧。剖宫产通常是在椎管内麻醉（俗称"下半身麻醉"）下进行的，术中产妇是完全清醒的。为了使产妇在手术中感受不到肚子上的疼痛，麻醉医生会让其胸部以下都被麻醉。然而，当胸部都被麻醉后，呼吸费力、胸闷、心慌、恶心、呕吐等一系列的副作用就会接踵而至，这并不比阵痛来得好受啊！好不容易熬到手术结束了，没过几个小时麻醉药就失效了，以为可以逃过的阵痛就上门了。为什么产后还会阵痛？阵痛其实是子宫在收缩，子宫只有不断地收缩才能逐渐恢复到产前的大小，这个过程会持续整个月子期。

此外，剖宫产后可能还有无穷的问题困扰后半生，为了少痛点而选择剖宫产实属不智。正因为剖宫产的并发症越来越受到重视，降低剖宫产率是产科的一大努力方向，现在若仅仅是产妇自己要求的而没有任何手术指征的剖宫产几乎都被禁止了。所以请不要再抱有这样的"梦想"了。

但怕痛的准妈妈们也不用那么绝望，生产痛的问题已经得到医学界的充分重视。随着"无痛分娩中国行"的推广，很多医院都提供无痛分娩服务了。无痛分娩，其实与椎管内麻醉大同小异，麻醉医生将一条导管放入脊柱里，持续地经导管泵入镇痛药麻痹下半身的神经，在不影响宫缩的情况下让产妇感受不到阵痛。不想承受十级痛已经不是梦。

不想外阴侧切行不行

不少的顺产妈妈都感受过外阴侧切的酸爽感，虽然助产士注射了局部麻醉再侧切，但那疼痛感也并不比宫缩来得轻。而且侧切过的会阴会不会弹性没有那么好了，会不会影响到以后的"性福"？这些顾虑都是准妈妈们将顺产视为洪水猛兽的另一大原因。

为什么要外阴侧切？这只是为了方便助产士接生吗？这锅助产士表示不背，一剪刀切下去还得慢慢一针一针地缝好，若能不切，会省下不少工作量，助产士何乐而不为呢？事实上，外阴侧切纯粹是为了产妇好。在面对产妇会阴过紧、胎儿过大或母胎情况紧急而需要迅速结束分娩等情况时，若不进行外阴侧切，除了会延长产程、增加胎儿的危险外，还极有可能造成产妇会阴的撕裂伤。撕裂的伤口通常是不整齐、多方向的，伤口比外阴侧切更大、缝合难度更高；而且外阴离肛门、直肠很近，肛门、直肠受损可能会造成大便失禁等严重后果。而侧切产生的伤口是整齐的，并且避开重要结构，缝合难度小，愈合也会更快。

那么顺产就必须得做外阴侧切吗？当然不是！如上所述，助产士评估了产妇和胎儿的情况后，有必要时才会进行侧切。

但是相比于国外的女性来说，我国的女性身材普遍比较娇小，再加上现在营养充足、胎儿长得比较大，需要外阴侧切的概率是比较高的。庆幸的是，随着无痛分娩的普及，侧切的疼痛就无须担心了。

至于外阴侧切后的"性福"，研究显示，做了外阴侧切的妈妈产后性交困难的概率并不比没做侧切的妈妈高；反而是会阴撕裂伤会推迟产后恢复性交的时间，并且增加性交困难的可能。看看身边有那么多做了侧切又很快怀了二胎的幸福妈妈们，就知道谈"切"色变没有必要啦！

生孩子这么累，生完得好好躺着恢复元气

生孩子是一个极耗体力的过程，加上生完后子宫还会不断地收缩产生阵痛，新妈妈们都想好好躺着恢复元气。然而，医护人员却总是"不识趣"地督促新妈妈们忍着痛也要多起床活动活动，这是为什么呢？因为身体的恢复并不是静悄悄地就能自己完成，活动起来才能促进身体快快复原。

想必辣妈们都不愿经受漏尿、子宫脱垂、阴道松弛、子宫复旧不良等窘况。被动地等待身体自行修复、祈祷自己不是"幸运儿"实属下下策，积极面对方为正道。以上窘况大部分都是由盆底功能障碍引起的，因为分娩会损害盆底肌肉，只有盆底肌肉力量足够支撑其上方的膀胱、阴道、子宫和直肠，才能远离这些困扰。锻炼肌肉力量的最佳方法当属运动！著名的凯格尔运动通过重复缩放盆底肌肉来增强肌肉力量，简单易行，坚持规律的训练非常有利于盆底功能的恢复。另外，产后子宫通过不断收缩可逐渐恢复到孕前大小，若是恢复慢——子宫复旧不良，就会发生产后出血、感染等并发症。适当运动、

母乳喂养、按摩子宫、避免憋尿都是促进子宫复旧的良策。

运动除了帮助生殖器官的恢复外，还有助于避免很多"月子病"。

非孕产期的普通人躺在床上3天就有可能形成血栓，血液本来就容易凝固的孕产妇形成血栓的概率足足比普通人高了4～5倍。血栓有多可怕？脱落的血栓沿着血流卡在较细的血管中，就会引起那条血管供应的器官缺血，最常见的就是肺梗死、脑梗死和肢体缺血，这些都是分分钟可以致残甚至致命的情况。只有运动起来，让血液流动起来，才能避免血栓的威胁。

除了血栓外，长时间卧床还容易引起皮肤类疾病。为了坐月子不受凉，房间鲜少开窗，甚至还开暖气加温，再加上产妇容易出汗，又有恶露，在如此闷热、潮湿的环境下产妇自然容易长热痱。而且长时间受压的皮肤还容易长压疮。又热、又痒、又痛的月子体验，还能有勇气生二胎吗？

现在随着无痛分娩的推广，不管是顺产还是剖宫产，很多产妇都接受了椎管内镇痛/麻醉。麻醉药作用于脊柱神经，除了镇痛外，还会抑制胃肠道和膀胱的运动。所以椎管内镇痛/麻醉后，护士就得给产妇插尿管，还得叮嘱产妇不可进食，以免呕吐，直至麻醉药消退后才能逐渐恢复饮食。然而，即使麻醉药已消退，被"麻"过的胃肠道和膀胱仍然不能一下子恢复如初，只要人不动，它们也会一直"赖床"不工作，使得拔了尿管的产妇仍然无法自己排尿，想念美食却又吃不下。所以，早点下床活动，刺激"懒散"的内脏工作起来，就可以免受这些痛苦，早点恢复出院了。

生孩子的确很累，元气的确也需要时间来恢复，但这并不代表新妈妈们就只能吃和睡。想要恢复好，劳逸结合不可少。

束腹带还我水蛇腰

束腹带不知何时成了产后瘦身的明星产品，不少产后快速恢复水蛇腰的辣妈们对它推崇备至。束腹带真的有这么神奇吗？下面让我们一起来揭开它的神秘面纱吧！

如图3-6-2所示，腰腹部肥胖者胖的是皮下脂肪和内脏脂肪，要想重新拥有水蛇腰、马甲线，减脂才是最关键的！束腹带能减脂吗？显然不能。事实上，束腹带的瘦腰效果仅仅是视觉和心理上的。因为脂肪的流动性很好，绑上束腹带后肚子上的脂肪就被挤到边上去了，实际上总量并没有减少。

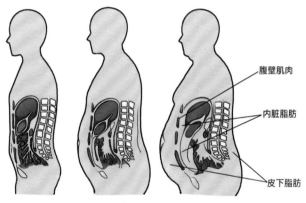

腹壁肌肉

内脏脂肪

皮下脂肪

图3-6-2　腰腹部肥胖者的皮下脂肪和内脏脂肪示意图

这时候成功瘦腹的辣妈们该有异议了：戴上束腹带，吃得少了，自然就瘦了。这是因为勒紧的束腹带使得腹内压升高了，胃被顶住了，吃一点就觉得撑了，食量当然就减少了。但是减肥本就是管住嘴、迈开腿的事，相信有毅力戴束腹带的辣妈们也有毅力管住嘴。

也许还会有辣妈们不服：在外力的帮助下比较容易控制食

量，束腹带但用无妨吧。请辣妈们注意，束腹带并不是安全无害的产品。一来，长时间使用不透气的束腹带容易长热痱，勒得太紧也会导致皮肤压伤。二来，腹腔上接胸腔，下连盆腔，压力在这三个体腔中可相互传导，所以束腹带不仅增加腹腔的压力，胸腔和盆腔的压力也会同时升高。这就是为什么束腹带勒太紧会出现透不过气来的情况，严重时还可能会引起缺氧、晕倒。束腹带的一个噱头是宣称可以防治盆腔脏器下垂、促进产后修复。然而，盆腔被上面的腹腔压着，又如何在这压力之下不下垂反而上升呢？

辣妈们想念孕前水蛇腰的迫切心情非常容易理解，但是束腹带真的不是一个好帮手，科学的饮食和锻炼才是王道！科学的产后康复请看本书"产后康复怎么做"章节。

坐月子不能出门也不能洗头

很多新手妈妈都会感慨：我走过最长的路，就是坐月子的套路。家里的长辈通常会用过来人的丰富经验孜孜不倦地督促新妈妈：坐月子不能出门、不能洗头、不能开窗、不能下床、不能喝酒喝醋等，否则，月子没坐好，会落下一辈子的病根。新妈妈不明就里之下即使难以忍受也不敢不从。

观念都是随着时代变迁而更新的，新一代的妈妈们在充足的物质保障之下已经可以摆脱"臭月子"的束缚了。不出门、不洗头、不开窗，老一辈怕的是受风着凉，这不无道理。刚分娩完的新妈妈免疫力低，容易着凉、感染，以前条件不好时湿头发很难吹干，所以就干脆不洗头了。但现在吹风机如此强大，再加上暖气、浴霸等现代电器的帮助，还怕受凉吗？所以头尽管洗，而且必须洗。因为坐月子期间汗腺分泌旺盛，加上产后激素水平下降引起掉发，头发状态简直惨不忍睹。不少妈妈为了眼不见为净和不受风，就戴上帽子，殊不知帽子营造的闷热环境更适合微生物的生长，更容易感染。所以，科学的预防感染的方法应该是保持环境温度适宜、头发干洁、勤换被服。

按照传统，坐月子至少需要4周，每天闷在家里还真容易闷出病。产后抑郁猛如虎，长期待在单一的环境、少与人交流是抑郁的强大帮凶，出门散心、保持舒适的心情是预防抑郁最简单的方法。另外，本书前篇已经详细说明了产后不运动容易得血栓，所以新妈妈每天都应该适量运动。再者，想要宝宝快快长大，钙质不能少。除了晒太阳之外，宝宝获取钙质的另一个重要来源就是母乳。而要母乳中富含钙质，妈妈多晒太阳也是最便宜、有效的方法了。只是出门前要记得做好保暖，不要给病原体可乘之机。

本节要点

1. 对于平素月经周期规律的女性来说，粗略计算预产期的方法是最后一次月经来的第一天，月份减3或加9，日期加7。

2. 怀孕后第一次B超检查建议在孕6～8周。B超检查确定了宫内胚胎有胎心搏动后就可以开始第一次建册产检，孕11～13+6周有重要的产检内容。

3. 规范的产检能够及早防治妊娠并发症或合并症，及时发现胎儿异常，评估孕妇及胎儿的安危，确定分娩时机和分娩方式，保障母胎安全。无合并症的孕妇建议产检次数至少8次，有高危因素者，酌情增加次数。

4. 唐氏筛查、无创DNA产前检测、羊水穿刺都是产前检查的手段，无论哪种检查都有其优缺点，没有完美适合所有人的检查。建议由产检医生根据具体情况进行选择。

5. 孕妇的饮食请参照中国营养学会制定的《孕期妇女膳食指南》。

6. 孕期和产后的运动均有章可循，适当的运动有利无弊，但建议在专业人士的指导下进行。

7. 无痛分娩已经得到了推广，剖宫产或外阴侧切均为医学助产手段，由医生根据具体情况进行选择。不鼓励非医学指征选择剖宫产。

8. 现代生活条件已经保证了产妇产后的营养、卫生等条件，不必受传统、不健康习俗的束缚。但要注意产后的生理特征并予以适当的保健。

（赖宝玲，谭嘉琦）

产后康复怎么做

女性在经历了孕期和分娩后，身体变化显著。尤其是孕育和分娩孩子的生殖器官及承托这些器官的部位（我们称其为盆底）的变化和创伤是不可避免的，产后这些部位的复原就成了一个挑战。但是说难也不难，且听我们在这里给大家细细道来。

科学的产后盆底康复

想要了解为什么要产后盆底康复，先要知道女性盆底结构的特点。女性的骨盆与男性不同，女性骨盆是又宽又浅的形态，而男性骨盆是又窄又深。女性骨盆是胎儿娩出时必经的骨性产道。女性盆底由多层肌肉和筋膜构成，封闭骨盆出口，承托并保持盆腔脏器位于正常位置（图3-7-1）。

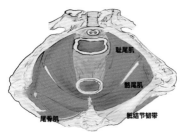

图3-7-1 女性盆底肌

151

妊娠和分娩对盆底造成的损伤是不可避免的。妊娠期的女性由于体内性激素的变化，雌、孕激素水平升高，导致盆底肌肉充血；妊娠期人体重力轴向前移位、体重增加，再加上增大的子宫直接压迫盆底，盆底的重力负荷增加。怀孕过程中腹腔压力不断增加，对盆底肌肉、筋膜及韧带都是持续的压迫，盆底肌肉和支配盆底功能的神经或多或少会受到损伤，导致支持子宫及盆底的韧带松弛。不管是阴道分娩还是剖宫产都有可能损伤盆底结构及功能。阴道分娩胎儿的娩出过程，会造成盆底肛提肌及筋膜组织撕裂伤，支配盆底组织的神经会发生去神经化，即神经的传导延迟或功能障碍。剖宫产后应激反应过度导致机体炎性因子水平升高，也可导致盆底肌肉功能紊乱。以上因素都或多或少地影响到产后盆底的功能。

根据流行病学调查数据显示，约1/3的孕妇在妊娠期出现尿失禁；产后2个月内出现会阴部下坠感、久站后症状加重，甚至外阴疼痛感，伴有尿频、尿急、尿失禁等症状。产后1年内盆底功能障碍会有一定的自然恢复过程，以上症状会慢慢减轻或改善。但超过30%的产妇在产后仍存在尿失禁；产后阴道前壁轻度脱垂的发生率30%~40%。正因为妊娠和分娩对盆底功能的影响，所以科学的产后康复对产后盆底功能恢复非常重要。

妊娠期、分娩及产后妈妈的身体发生了很大的变化，尤其是生殖系统及乳房的变化最为明显。宝宝虽然降生了，但妈妈的机体还要经过一段时间才能复原。从胎盘娩出至产妇全身各器官恢复至正常状态或接近正常未孕状态，所需的时间约为6周，医学上称其为产褥期，"坐月子"也就是我们在医学上所说的产褥期。产后康复是产褥期保健项目的延续和拓展，无严格的时段限制，一般在产后一年内。

如何进行产后康复

盆底肌康复的最佳时间是产后3个月内。产后42天复查建议在医院进行常规的盆底肌评估；并根据评估结果，在医生的指导下，进行盆底肌康复训练。目前盆底康复治疗可以凭借高科技的生物反馈技术，精确且客观地检测、评估盆底肌肉的肌力情况和纤维受损类型，制订出个性化的治疗方案。产后定期有计划地、正确地掌握盆底肌训练可以增强盆底肌力，这样会使盆底结构更有支撑力。许多产妇在产后通过学习有效的盆底功能训练可以有效缓解甚至治愈尿失禁症状，改善子宫脱垂症状，改善盆底功能，从而避免或延迟外科手术治疗。

◎ 如何进行盆底肌训练。盆底肌训练也称凯格尔运动，即上提盆底肛提肌的运动，包括慢肌肌纤维的训练：缓慢收缩阴道及肛门，达最大力持续3～5秒，缓慢放松，持续3～5秒，每天100次左右，可分次进行，6～8周为1个疗程；快肌肌纤维的训练：最大力快速收缩阴道及肛门后立即放松，连续10～15次，每天重复3～5次，6～8周为1个疗程。掌握正确的盆底肌训练方法是非常重要的，需要一遍又一遍地确认肌肉收缩部位是正确的盆底肌收缩。医生也可以通过图解、图示或演示来帮助产妇理解如何进行盆底肌训练。产妇可以在任何地点进行盆底肌训练。以下是正确收缩盆底肌的方法。

（1）在盆底肌训练前要先排空膀胱，舒服地坐着，腿和膝盖外展平肩宽，身体向前倾，双肘触膝盖。保持呼吸数次，让腹部、腿和臀部的肌肉放松。

（2）想象你试图阻止你肠道内的气体流动和膀胱内的尿液流出感觉，你应该感到阴道和肛门向上提和收紧。

（3）观察盆底肌肉是否有效收缩的方法：你可以平躺在床上，膝盖弯曲，放置一面小镜子在双腿之间，当你上抬盆底肌肉时，你可以看见你的肛门和阴道口往上抬起，阴道口明显缩小。

（4）盆底肌训练时要注意：当发现阴道口扩张，这是在增加腹压，向下压而不是向上抬骨盆底，这与盆底肌收缩的力量是相反的方向。同样，如果你训练时有小便漏出或肛门排气，这可能是在向下推盆底肌而非向上抬起来，表示你的训练方法不正确。你可以将食指和中指放置于阴道内，收缩上提肛门动作时，手指周围感觉到有压力包绕，则为正确的肌群收缩，也可以采用排尿中断试验来感觉肛提肌收缩的部位。即在排尿时收缩盆底，使排尿立即终止，而放松时继续排尿。这可用于感知肛提肌收缩的本体位置，千万不要采用排尿中断试验进行盆底肌训练。注意在收缩盆底肌群的同时要尽量避免其他肌肉，如大腿、背部和腹部肌肉的收缩。你可能一开始无法迅速地收紧或足够地放松肌肉，别失望。大部分产妇需要通过训练一段时间才能学会。

◎ 盆底肌训练的频率需要如何控制。先确定"起始点"，用日记本做训练记录。不要使用臀部、大腿、腹部肌肉，最大程度收紧盆底肌肉，尽可能延长时间，直到最大控制持续收缩5~10秒。随后放松，休息10秒，重复"收紧—坚持—放松"的循环训练，每次最多做8~12次，收缩和放松的时间慢慢增加，不要强求，过分强求反而会造成盆底肌痉挛或引起疼痛。以上是慢肌训练，它对维持盆底肌张力是非常重要的。盆底肌功能训练还有另一种是盆底肌快肌训练，也称"A3反射训练"，尤其有利于有尿失禁症状的产妇改善漏尿症状。更有力、更快速地收缩盆底肌，然后放松，重复"收紧—放松"的循环训练

5次，当你咳嗽或抬举等使腹压增加时，会帮助你快速反应增强盆底肌肉的收缩。这样的训练需要每天坚持做3次，至少6个月。虽然方法看上去简单，最困难的是记得训练和坚持训练。至少3～6周你才能感到膀胱控制的能力有好转，但可能需要6个月才能有改善。记住别放弃！

这里有几个小窍门能够帮助记忆：在容易看到的地方贴小纸条（如浴室镜子、电话、冰箱、水壶、方向盘），提醒自己需要进行盆底肌训练。

完成1个疗程的盆底肌训练项目后，维持盆底肌肉的收缩力度也是很重要的。需要每周进行2套慢肌训练，3套8～12次快肌训练，每日3次就足够了。试着将这些盆底肌训练融入日常生活中。基础训练和进阶训练结合可以提高盆底肌训练的效果，进阶训练除了提肛外还可增强核心肌群的肌力。如果不确定你的训练是否正确，可以再咨询医生、物理治疗师来帮你检查。

◎ 如果不能收缩盆底肌肉怎么办？

如果你无法收缩盆底肌肉，就需要去找盆底康复医生诊治。医生会了解相关原因，并帮助你学会正确、有效地收缩盆底肌肉。医生会建议附加一些盆底康复治疗。

（1）手法辅助的盆底康复治疗：盆底康复技师或医生会以手法指导你如何进行盆底肌收缩和放松。你能通过这种训练学会盆底肌收缩的定位及方法。注意避免在盆底肌收缩时收缩臀部、腹部及大腿肌肉。

（2）盆底低频电刺激：盆底康复技师或医生会根据你的盆底肌张力的类型设计盆底低频电刺激方案。低频电刺激可以兴奋外周神经和自主神经，并增强神经纤维敏感性。电刺激可以增强肌力、促进组织修复、改善血液循环等。

（3）磁刺激治疗：根据法拉第电磁感应定律，由储能电容向刺激线圈快速放电，经刺激线圈产生的脉冲磁场能够穿透衣物、骨骼和其他组织，在刺激部位产生感应电场，引起神经细胞的兴奋活动，进而产生一系列的生理生化反应。磁刺激可以用于治疗尿失禁、产后阴道下坠感、阴道松弛、子宫脱垂等，电刺激和磁刺激结合会加强其疗效。治疗体位要求会阴区紧贴座椅的标示圆圈前部，双腿展开，全身放松。

（4）生物反馈治疗：生物反馈是通过声音或图片等感觉信号的帮助和指导有选择性地定位收缩或放松盆底肌。具体方法是取平卧位，双脚微微分开，在阴道或直肠内放置检测探头，然后双脚合拢，保持舒适平卧位，然后用小粘贴电极的一端放在腹部和臀部，另一端连接至设备的电脑屏幕上。这样肌肉收缩的强度和持续时间都可以显示在电脑屏幕上，你和盆底康复技师、医生可以同时看到你的盆底肌收缩时间、力度和放松的情况，他们就可以指导你正确地收缩和放松盆底肌，也可以同时进行盆底肌肉慢反应纤维和快反应纤维的训练。这是一种肌肉的主动训练，能教会你正确的盆底肌训练。

（5）阴道哑铃：当盆底肌力达到3级或以上时，可以进行阴道哑铃训练。方法：采取半仰位，缓慢将阴道哑铃的头部放入阴道口，尾端距阴道口2厘米左右，收缩盆底肌肉感觉到阴道哑铃上升表明放置正确。站立起来，保持住阴道哑铃，使之不脱落，尽可能保持15分钟左右，也可尝试蹲姿、坐姿、行走、爬楼梯等方式训练。训练方案：从1号阴道哑铃开始，训练7～15天，待可以轻松完成训练后，选择2号阴道哑铃进行训练，逐步更换至5号阴道哑铃。

 ◎ 因分娩或手术造成盆底神经损伤导致盆底肌不能收缩怎

么办?

有产妇因分娩或手术造成盆底神经损伤导致盆底肌不能收缩。电刺激和磁刺激可以帮助你找回盆底肌收缩的本体感觉,帮助你增强这些肌肉的收缩力。记住以下要点。

(1)盆底肌松弛可能导致膀胱控制的问题。

(2)每天集中练习可以加强盆底肌肌力,改善膀胱控制。

(3)咨询医生或治疗技师确定你是否能正确地收缩盆底肌肉。

(4)在你咳嗽、打喷嚏、跳跃或抬举前总是拉紧和收缩你的骨盆肌肉。这可以预防非自主尿液流出或肛门排气,或者盆底器官膨出。

(5)尝试改变你的生活方式,加强核心肌群的训练,使你的体重控制在正常范围以内,这对于盆底功能恢复是非常重要的。

产后腹直肌分离的管理

孕期由于宝宝在子宫内逐渐增大及孕期妈妈腰背部姿势的改变,将腹直肌向肚脐两侧过度拉伸,导致产后妈妈出现腹壁松弛、腰背部疼痛等问题。产后42天复查,医护人员会根据妈妈的具体情况,指导进行康复训练。一般是先做盆底康复再做腹直肌治疗。治疗师可根据每个人不同的情况设计不同的治疗程序,针对腹直肌、腹横肌、腹斜肌的生物电参数,采用不同频率、不同脉宽的仿生物电,对各个肌群进行刺激,使腹部肌群进行强化性治疗,从而使分离的肌群恢复正常。

产后尿失禁：几多尴尬几多愁

不少女性分娩后会出现令人十分尴尬的"漏尿"，打个喷嚏、咳嗽或大笑即有尿溢出，弄湿内裤，不仅尴尬而且十分不适，还会影响女性的心理感受，有人还因此自卑甚至社交恐惧。不用愁，对付"漏尿"并不难。我们先来认识它，再了解如何对付。

正常的排尿周期（储尿和排尿）需要膀胱逼尿肌、尿道内括约肌、尿道外括约肌和盆底肌等器官、组织功能正常和在大脑中枢及外周神经系统多种神经反射通路的共同作用下维持人体控尿功能。根据尿失禁的症状分为压力性尿失禁、急迫性尿失禁、混合性尿失禁和充盈性尿失禁。产后尿失禁多为前三者，且以压力性尿失禁最为多见。

什么是压力性尿失禁

压力性尿失禁是指在咳嗽或打喷嚏时出现不自主漏尿，或者在用力搬重物、开怀大笑时漏尿，严重时在快步走或走下坡路时漏尿。总之，压力性尿失禁是在腹压增加的情况下不自主漏尿，往往不会使膀胱完全排空。它与急迫性尿失禁不一样，后者以尿急、尿频为主要症状，是一种突发的、强烈的排尿欲望，很难主观抑制，俗语说"尿急时憋不住尿"，即膀胱排空样的漏尿。

压力性尿失禁的原因

根据流行病学调查发现尿失禁与年龄、教育程度、月经初

158

潮年龄、妊娠和分娩、会阴切开术、慢性疾病、便秘、大便失禁、绝经等因素有关。妊娠和分娩是压力性尿失禁的主要危险因素之一。如果孕期或生育之后出现尿失禁，多为压力性尿失禁，发生率约30%。当然高龄、肥胖的产妇，发生尿失禁的可能性相对会增加。

产后尿失禁有什么影响

尿失禁有时候是点滴漏尿，表现为内裤湿，严重时是内、外裤皆湿，自己或身边的人会闻及异味，使你感到羞涩，可能会因漏尿使用尿垫导致反复的尿路感染、外阴皮炎和阴道炎等。产后尿失禁的发生率约30%，发生率比较高，分娩后短期内因盆腔充血和尿道水肿，也可能会出现暂时性的尿失禁，但不必太担心，大部分产妇1个月内能自然恢复。产后尿失禁3个月内有70%左右的患者症状会减轻或自然消失。也有研究发现，如果产后3个月仍然有尿失禁症状，则持续存在尿失禁症状的概率大于90%。可见，就产后尿失禁而言，产后及时行盆底肌训练（凯格尔运动）是非常有必要的。

产后尿失禁可治愈吗

因尿失禁来求医的女性仅占10%左右，其实往往是认知不足所致。有人认为这没法治、有人出于羞涩不去治、有人认为年老了就会这样、有人因害怕漏尿而避免参加社交活动，久而久之会出现焦虑、抑郁等心理问题。其实，尿失禁是可以治疗的，而且效果还很不错。

压力性尿失禁的治疗方法包括非手术治疗和手术治疗。非手术治疗包括盆底肌训练、盆底低频电刺激、生物反馈治疗及二氧化碳激光治疗等。

最好是在医生的指导下学会正确、有效的盆底肌训练后再自行进行凯格尔运动。有效的盆底肌训练对于轻、中度尿失禁的症状改善度达70%左右。产后42天进行盆底肌训练或盆底物理康复治疗，可有效预防和治疗产后压力性尿失禁。所以，产后的妈妈们不管多忙，都要坚持做盆底肌物理康复。

二氧化碳激光治疗对于轻、中度尿失禁具有一定的疗效，尤其对于产后尿失禁、阴道松弛伴尿失禁的女性效果更明显，症状改善度达80%以上，每月治疗1次，连续治疗3次，必要时6个月至1年后再加强1次。当然，在此期间仍然需要进行盆底肌训练。

因为产后尿失禁在产后1年内有自然恢复的趋势，大部分患者通过盆底肌物理康复治疗是可以好转或治愈的。所以产后尿失禁的患者应该首选非手术治疗。产后1年内，若非手术治疗无效，压力性尿失禁呈中、重度，且对工作和生活均造成影响的女性，可以选择手术治疗。手术种类有很多，由医生根据具体情况制订手术方案。手术治疗的治愈率达90%以上，且这种手术造成大出血、膀胱损伤、尿道损伤、术后性交痛及神经损伤等后遗症的风险极低。

产后盆腔器官脱垂

盆腔器官脱垂是由于盆底肌肉、韧带和筋膜组织薄弱造成的盆腔器官，如子宫、膀胱、阴道或直肠等下垂所引发的盆腔器官位置和功能异常，主要症状为阴道口组织物脱出，可伴有排尿、排便和性功能障碍，不同程度地影响患者的生活质量（图3-7-2）。

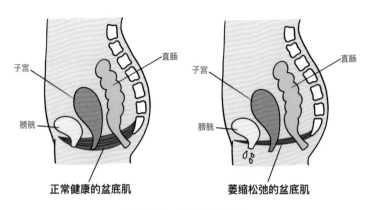

子宫
直肠
膀胱

子宫
直肠
膀胱

正常健康的盆底肌   **萎缩松弛的盆底肌**

图3-7-2　盆底肌示意图

盆腔器官脱垂的发病情况

尽管发生产后盆腔器官脱垂的女性高达40%，但是大多为轻中度的脱垂，常无症状。多数患者在阴道或子宫脱出阴道口外才出现症状。国外报道产后人群调查中，有症状者3%～6%。我国的多中心横断面调查提示，有症状的脱垂患者占成年女性的9.1%。

产后盆腔器官脱垂的危险因素有哪些

产后发生盆腔器官脱垂的危险因素分别是多胎分娩史、经阴道分娩、肥胖、慢性便秘和长期咳嗽等。尽管阴道分娩尤其是产钳助产是发生盆腔器官脱垂的高危因素，但是剖宫产并不能完全预防远期盆底功能障碍性疾病的发生。产后出现盆腔器官脱垂多为轻度阴道前壁脱垂。可见产后调整生活方式、均衡饮食、适当运动，尤其是加强核心肌群训练、控制体重和防止便秘，可以明显减轻盆腔器官脱垂症状，延缓盆腔器官脱垂疾病的进展。

产后发生子宫脱垂会出现什么症状

◎ 产后子宫脱垂的相关症状：如果看到或感觉到阴道口有组织物膨出，则有可能是子宫脱垂或阴道脱垂，可伴有明显下坠感和外阴不适感，久站或劳累时这些症状会明显加重，卧床休息后症状减轻。但产后短期内外阴异物感和阴道下坠感是不奇怪的，因为产后会阴部和阴道黏膜水肿或会阴部伤口疼痛不适也会有类似症状。极少数产妇出现重度子宫脱垂的话，外阴肿物有可能完全脱出不能回纳至阴道内，伴有阴道分泌物增多、局部疼痛或出血等症状。如果出现以上症状应及时寻找妇科或子宫脱垂专科医生就诊。

◎ 子宫脱垂相关的下尿路症状：因为子宫、阴道前方是膀胱和尿道，后方是直肠，子宫和阴道前壁脱垂加重时可以伴有不同程度的膀胱和/或尿道膨出。如果阴道前壁脱垂中、重度患者有30%～40%的概率合并压力性尿失禁，但随着子宫脱垂程度的加重，膀胱颈与尿道折叠成角，压力性尿失禁症状反而会逐渐缓解，子宫脱垂更严重时会表现为排尿延迟、排尿困难、尿不尽感等，或同时有尿频、尿急、憋不住尿发生尿失禁和夜尿次数增多等。

◎ 子宫脱垂相关的肛门直肠功能障碍症状：阴道后壁脱垂患者可伴有便秘、排便不尽感、排便急迫、里急后重，排便困难或大便失禁等症状。

◎ 子宫脱垂相关的性功能障碍症状：子宫脱垂可伴有性交痛、阴道松弛、性欲减低等症状，产后哺乳期性功能障碍的发生率更高。

盆腔器官脱垂的严重程度与解剖学改变不一定成正比关系，而且有些症状如盆腔疼痛、腰痛、腿痛等与盆腔器官脱垂无关。建议采用国际标准化问卷调查了解症状的严重程度及对患者生活质量的影响。对于某些非特异性症状的女性，其症状不一定能通过治疗得到缓解。

盆腔器官脱垂的治疗

◎ 原则：盆腔器官脱垂的治疗方案可分为随诊观察、非手术治疗和手术治疗三种，需要综合考虑年龄、意愿、是否有生育要求、脱垂的部位、脱垂对生活方式的影响、有无合并症、既往腹部及盆腔手术史和获益-风险评估等。治疗前与产妇和家属共同沟通和讨论，以确定治疗目标和可能达到的预期疗效。

◎ 随诊观察：并非所有脱垂患者都需要治疗。因为有少部分轻度脱垂患者（占10%～20%）随年龄的增长，脱垂无进展或减轻。无自觉症状的轻度脱垂，尤其是脱垂最低点位于处女膜外的患者可以随诊观察。但对于重度脱垂，尤其是伴有排尿、排便功能障碍的患者，特别是合并上尿路梗阻问题的患者应该及时求医。

◎ 非手术治疗：非手术治疗的目标为缓解脱垂和脱垂相关症状，避免或延缓手术干预。目前非手术治疗的方法包括应用子宫托、盆底物理康复、生活方式干预和阴道二氧化碳激光治疗等。

（1）子宫托治疗：佩戴子宫托治疗的成功率高达70%。首选环形子宫托，如果失败再尝试填充型子宫托（如格耳霍恩氏子宫托）。什么情况下可以选择子宫托治疗呢？

①不愿意接受手术治疗或全身状况不能耐受手术者；②孕

期发现子宫脱出阴道口外且还希望生育者；③曾经行子宫脱垂修复手术后复发或症状缓解不满意者；④术前准备期间临时佩戴以改善阴道黏膜状态和减少盆腔水肿者。但如果合并急性阴道炎、严重的阴道溃疡、对子宫托材料过敏者就不适合该治疗方法。

子宫托治疗的注意事项：要在医生的指导下选择合适类型和合适大小的子宫托。产妇或家属学会佩戴子宫托的方法，试佩戴成功后，子宫托一般每两周取放1次，取出清洗干净，次日再重新放置。长期放置子宫托可能会出现阴道分泌物增多、阴道出血或轻度溃疡、新发压力性尿失禁或原有尿失禁症状加重等症状。多数症状轻微，取出子宫托即可好转。如果症状无好转应及时就诊。子宫托嵌顿、膀胱阴道瘘或直肠阴道瘘等是少见的严重并发症，多数与子宫托的不合理使用有关。因此，在使用子宫托时一定要定期随访，且要有规律地取戴。如果绝经后阴道黏膜萎缩明显者，建议局部采用雌激素软膏治疗。

（2）盆底肌训练：方法简单，方便易行，可以加强薄弱的盆底肌肉力量和协调性，增强盆底支撑力，改善盆底功能。必要时可辅助生物反馈或电刺激等方法。盆底肌训练能改善轻度子宫脱垂患者的症状，延缓疾病的进展。

（3）生活方式干预：应进行科学的生活方式的指导。包括减重（BMI>30）、戒烟、减少使盆底受压的活动、治疗便秘和咳嗽等。

（4）二氧化碳激光治疗：对于轻度子宫脱垂、阴道脱垂和阴道松弛具有一定的疗效，由于该治疗可以使阴道黏膜层变厚，黏膜下组织血运增加，促进阴道成纤维细胞增生，症状改善度80%左右，初始治疗每月治疗1次，连续治疗3次，半年至1

年后根据症状，必要时再巩固1次。二氧化碳激光治疗联合盆底物理康复治疗可增强疗效。

◎ 手术治疗：盆底修复手术类型有自身组织修复、采用辅助材料（网片）的修复和封闭性手术。但对于产后多为阴道前壁脱垂和子宫脱垂，且产后1年内仍有自然恢复可能的产妇，往往不需要过急进行手术，可以采取非手术治疗的方法。症状严重者也可以产后半年进行经腹腔镜或经阴式自身组织修复手术。

盆底肌筋膜疼痛综合征

盆底肌筋膜疼痛综合征是由于盆底肌肉和筋膜损伤，造成局部粘连、肌筋膜痉挛和局部组织慢性缺血而引起的长期慢性的疼痛。因为它不是盆腔感染，抗生素治疗是无效的。盆底肌筋膜疼痛综合征的发病比较隐匿，病程较长，一般都会超过6个月，患病率为5.7%～26.6%。患者疼痛往往并不剧烈，呈非周期性的疼痛，疼痛位于盆腔、阴道、会阴部、脐部以下前腹壁、腰骶部、臀部，表现为隐痛或坠痛，严重者可导致排尿、排便功能障碍或性功能障碍。

盆底肌筋膜疼痛综合征多见于什么人

此病好发于久站、久坐或工作环境比较潮湿的职业，比如司机、坐办公室的上班一族、一些舞蹈或体操专业人员等，这是由肌肉和筋膜长期疲劳、受损、受寒引起的。但在诊断盆底肌筋膜疼痛综合征前需要排除妇科等因素引起的慢性盆腔痛，如子宫内膜异位症（简称"内异症"）、盆腔炎、盆腔静脉瘀血、盆腔粘连、间质性膀胱炎、肠易激综合征等。

盆底肌筋膜疼痛综合征有什么特点

根据疼痛的位置不同，盆底肌筋膜疼痛综合征有不同的临床特征，如肛提肌综合征、闭孔内肌综合征、梨状肌综合征、球海绵体肌综合征等。它们分别有以下的表现。

◎ 肛提肌综合征通常是由于慢性便秘、肛门直肠病变、会阴切开瘢痕、泌尿生殖系手术、会阴神经病变等引起，往往会出现阴道疼痛、直肠或肛门周围疼痛、下腹疼痛或不适、尿频尿急、坐骨神经痛、性交痛等症状。

◎ 闭孔内肌综合征通常是因直肠周围病变、经闭孔肌手术，如无张力尿道中段悬吊术（TVT-O）等引起，疼痛特征为直肠坠胀感、疼痛向大腿后侧放射、外生殖器疼痛、尿道疼痛、性交痛、盆底疼痛等。

◎ 梨状肌综合征往往是由于肌肉负荷过重、外伤、运动损伤、神经血管因素等引起，会出现会阴体疼痛、性交痛、臀部外侧疼痛、大腿后侧疼痛甚至放射至小腿的疼痛、间歇性跛行、大便疼痛等症状。

◎ 球海绵体肌综合征主要表现为浅表外阴疼痛、会阴体疼痛、性交痛，也可能出现尿频、尿急、性冷淡等。它通常与其他盆底肌筋膜疼痛综合征并存，可能与血管病变、会阴神经病变、膀胱过度活动、绝经等有关。

妊娠、分娩与盆底肌筋膜疼痛综合征之间的联系

妊娠期更易引发盆底肌筋膜疼痛，这是因为妊娠中、晚期人体重心前移，腹肌松弛、肌力下降，为保持直立姿势的平衡，必须收缩髂腰肌、腰大肌及腿部后侧的肌肉，使骨盆前

倾、阴道轴移位，从而使梨状肌和闭孔内肌筋膜被过度牵拉发生痉挛，压迫从中穿行的神经、血管。当肌肉筋膜痉挛压迫神经时的临床表现可有会阴及阴道疼痛、性交痛、排便和排尿疼痛、臀部外侧酸痛并向大腿后侧放射、间歇性跛行、大腿外展外旋受限、脊柱形态改变发生侧弯等。

盆底肌筋膜疼痛的防治

盆底肌筋膜疼痛综合征是可以预防的，如可以通过控制妊娠期体重、控制胎儿体重，以减少盆底的压力；保持大便通畅、改变不良习惯、治疗慢性咳嗽等避免腹压增加；进行盆底肌训练，如凯格尔运动、瑜伽训练等，核心肌群的训练能够增强背部、腰部及下肢后方的肌肉力量。

盆底肌筋膜疼痛综合征的治疗包括盆底物理疗法、认知行为疗法和性疗法。盆底肌筋膜疼痛综合征与产后康复、尿失禁和盆腔器官脱垂的盆底物理治疗有明显区别。盆底物理治疗以盆底肌肉拉伸（图3-7-3）和扳机点疗法、盆底再训练和生物

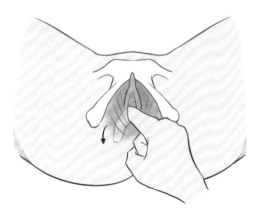

图3-7-3　盆底肌筋膜的拉伸治疗

反馈治疗为主，可联合肛提肌定向扳机点注射（采用生理盐水+麻醉剂+类固醇类药物或肉毒素），以减轻阴道疼痛和与性相关的疼痛。

对于伴有尿频、尿急症状者有必要进行膀胱训练，并联合身心疗法（如放松、瑜伽或口服三环类抗抑郁药物等）或针灸。口服活血止痛类中药或口服加巴喷丁和普瑞巴林对缓解神经卡压引起的疼痛有一定的效果。

心理咨询

当疼痛持续存在时，可能会出现慢性应激表现，出现生理和心理上的问题，长时间的活动限制可导致身体不适，持续的恐惧、焦虑和困扰可导致情绪和社交障碍，导致恶性循环。因此，前往精神心理专科进行心理咨询是很有必要的。

本节要点

1. 妊娠和分娩对盆底造成的损伤是不可避免的，科学的产后康复对产后盆底功能恢复非常重要。

2. 产后尿失禁发生率约30%，阴道分娩尤其是产钳助产是发生盆腔器官脱垂的高危因素。另外，妊娠期还易引发盆底肌筋膜疼痛，从而影响女性的生活质量。

3. 盆底肌康复的最佳时间是产后3个月内，产后定期有计划地、正确地掌握盆底肌训练可以有效缓解甚至治愈尿失禁症状，改善子宫脱垂症状，改善盆底功能，从而避免或延迟外科手术治疗。

（王苏，梁雪早，张晓薇）

更年期的酸甜苦辣

王女士今年45岁，平时身体一向很好。最近开始出现莫名其妙的潮热，比如正在家里看电视，突然觉得浑身发热，急忙把电风扇打开，一旁的老公和女儿觉得莫名其妙，明明一点都不热啊，为什么要开电风扇呢？结果电风扇刚打开还没几分钟，又觉得冷了，晚上睡觉也会突然觉得好热，出一身汗，把被子踢掉后不到几分钟，又觉得冷钻进被窝，一个晚上折腾好几次，甚至有时候早上四五点钟就被热醒。

刘女士很困扰："我觉得我变了。我以前很开朗的，性情也很好，可是现在不知道为什么总是看老公和孩子不顺眼，想发脾气。我感觉我的心里好像总是有一股无名火不知道该往哪里发，一碰就能点燃。其实我的老公和孩子都很好，我的生活也没有什么变化。而且我有时候会突然感觉到心慌，好像突然间天要塌下来了，怎么也静不下来。我的老公和孩子也说我变得跟以前不一样了。"

50岁的陈女士最近可烦恼了，原因就在于"睡不好"。以前整天睡不够，头沾上枕头就能呼呼大睡的人，现在整夜整夜睡不着，在床上翻来覆去。有时候好不容易睡着了，却做很多梦，梦中惊心动魄，比白天醒着还累。

如果哪天不小心半夜起床上个厕所，回来后就像吃了兴奋剂一样，怎么也睡不着了。

张女士最近也成了医院里的常客。因为她总是觉得自己哪里都不对劲，可是又说不上来到底哪里不对劲。她觉得有时候胸闷，感觉胸口好像压着一块大石头，喘不过气来。医生给她量了血压——正常，做了心电图——正常，还做了心脏彩超——也没问题。医生说她的心脏没问题，不用治疗，可是张女士还是感觉不舒服。有时候她又觉得头晕，左侧太阳穴有点胀痛，就去神经内科，检查了一大堆也是没发现什么问题。张女士有时还觉得关节僵硬，没有以前灵活了，跟老公抱怨，被嘲笑是得了"疑病症"。

以上几位女士很可能正在经历着更年期的甜酸苦辣。更年期是女性一生中的一段"必经之路"。这时的女性也许已进入职业成熟期，成为职场上的资深人士，经济基础稳定，意气风发，孩子长大已不缠人，刚开始松一口气；或者正是家庭和单位的中坚力量，"压力山大"；又或者正在面对青春期的孩子和年迈多病的父母，身心交瘁。每个人的社会经济地位、教育水平、职场和家庭境况不一，但更年期这个自然生命阶段却都会如期而至。

更年期的到来有其积极的一面，如接近绝经，意味着免于月经、怀孕和避孕等女性的生理负担；同时，更年期是一个生理变化的转折点，你的身体已经经历了青壮年时的打拼带来的一轮损耗，就像是一辆开过了十万公里的老车，难以避免地走向动能的退化，进入需要频繁保养的阶段，生命的衰老开始发生断崖式的变化。因此，更年期是实施降低心血管代谢疾病发生风险预防和筛查策略的契机，把握这个时机，有助于女性拥抱更加健康、长寿的生活。另一方面，更年期是衰老的自然组成部分，容易被过度"医学化"，增加女性及其家属对这个自然生命阶段的焦虑和担忧，甚至对此有羞耻感或成了"难言之隐"。

我们在此想为大家揭开更年期蜕变的实质面目，提供应对更年期症状的有效信息，促使女性积极地、坦然地、更有自信地经历这个阶段，同时主动争取合理的医疗处理和人文关怀，获得更好的更年期体验，为更年期后更健康、更长寿的生命打下基础。

🏷 进入更年期的征兆和时间

40岁以上的女性，原来的月经周期正常，如果在接下来的10次月经中重复出现邻近的两次月经周期长度变化超过7天，就意味着可能要进入更年期了。举个例子，一个平常月经规律的40岁以上的女性，如果在10个月经周期内出现了两次相邻月经周期长度相差超过7天（比如说10个月内的月经周期长度分别是26天、28天、38天、35天、33天、21天、24天、29天、31天），那就意味着可能进入更年期了。当然，如果是长期月经不规律的女性或者年龄小于40岁的女性，则不适用这个判断标准。如何甄别？专业的事交给专业的人，找医生看看就好啦。

古往今来，古今中外，虽然人均寿命延长了很多，但是女性绝经的平均年龄却没有太大的变化，基本上稳定在50岁左右。而更年期的月经紊乱，可能会在绝经前的3～8年开始出现（即此时进入了更年期）。当然也有少部分女性会表现为一直规律的月经，直到某一次月经后突然的绝经（潮热、出汗、失眠等其他更年期症状可能是她们进入更年期的征兆）。

 ## 更年期综合征的表现

在更年期，超过80%的女性会出现主观症状。由于卵巢功能衰退，性激素的大幅度波动和急剧减少，导致中枢神经调节紊乱，易使女性出现一系列心理和生理功能失调，我们可称之为"更年期综合征"。在医学上有个学术的称呼叫"绝经综合征"。

早期症状（卵巢功能开始衰退到完全衰退）

◎ 月经紊乱（周期不准，经期过长，经量时多时少，符合其中的一条或多条）。

◎ 潮热出汗：反复出现的头、面、颈部和胸部皮肤发红，伴有轰热，继之出汗。一般持续1～3分钟，也可长达数十分钟，可反复发作。

◎ 自主神经失调症状：心悸、胸闷、眩晕、头痛、耳鸣等。

◎ 睡眠障碍：失眠、易惊醒、早醒、睡眠短浅、噩梦连连。

◎ 精神神经症状：易暴躁，容易激动，性情急躁，难以控制；爱发牢骚、爱抱怨；疑神疑鬼；焦虑抑郁。

这些症状常发生在40～60岁，并且缺乏特异性。

晚期症状（卵巢功能完全衰退以后）

◎ 泌尿生殖道萎缩症状：阴道干涩、性交疼痛、性交困难、反复阴道感染、排尿困难、尿频、尿急、反复尿路感染。

◎ 骨质疏松症：骨头酸痛、弯腰驼背、身高变矮、容易骨折。

更年期一定会有症状吗？不一定。据统计大概1/4的女性没有任何症状，就是月经慢慢不来了。这样最好，"我轻轻地走，正如我轻轻地来。我挥一挥衣袖，不带走一片云彩"。如果你并没有什么特别的不适，或者只有很轻微的症状，并不影响生活，如一天只有一两次出汗，心情也好，睡眠也好，体能感觉也很好，那你完全不用管它，安然度过这段时期即可。

怀疑自己有更年期综合征的女性，可以应用改良Kupperman评分表给自己打分（表3-8-1）。如果评分在15分以上，或者单项程度评分达到3分，那么还是去找医生看看吧。

表3-8-1　改良Kupperman评分表

症状	基本分	程度评分			
		0	1	2	3
潮热出汗	4	无	<3次/天	3~9次/天	≥10次/天
感觉异常	2	无	有时	经常有刺痛、麻木、耳鸣等	经常且严重
失眠	2	无	有时	经常	经常且严重，需服安定类药物
焦躁	2	无	有时	经常	经常不能自控
忧郁	1	无	有时	经常，能自控	失去生活信心
头晕	1	无	有时	经常，不影响生活	影响生活与工作
疲倦乏力	1	无	有时	经常	日常生活受限

（续表）

症状	基本分	程度评分			
		0	1	2	3
肌肉骨关节痛	1	无	有时	经常，不影响功能	功能障碍
头痛	1	无	有时	经常，能忍受	需服药
心悸	1	无	有时	经常，不影响工作	需治疗
皮肤蚁行感	1	无	有时	经常，能忍受	需治疗

注：症状评分=基本分×程度评分。各项症状评分相加之和为总分，总计分0～51分。更年期综合征的病情程度评价标准：轻度，总分15～19分；中度，20～35分；重度，>35分。

绝经是越晚越好吗？有没有办法可以推迟绝经

出于对绝经和衰老的恐惧，很多女性期望能找到一个方法来推迟绝经、延缓衰老。很多保健品和美容项目也正是抓住了人们的这种"恐老"心理，夸大疗效或放大焦虑。如何延缓绝经？这是一个经久不衰且非常有吸引力的话题。延缓绝经就相当于延缓女人衰老，这听起来确实很吸引人。但是，想要延缓绝经，就像是古代皇帝追求长生不老一样，是违反生理规律的。曾有一段时间，卵巢保养非常盛行。它号称可以延缓卵巢功能的衰竭、调整月经周期、延缓衰老。可是事实的真相如何呢？所谓的卵巢保养，按照商家说法就是用精油按摩下腹部，

174

以达到刺激卵巢内分泌功能、促进循环的功效，从而实现卵巢保养。实际上卵巢位于盆腔内，前有膀胱，后有直肠，在平躺时是根本摸不到的。因此，一般的按摩手法根本触不到卵巢，精油更不可能作用到卵巢，顶多只能渗入到按摩局部的表面皮肤而已，不可能进入卵巢。这样的按摩就能够保养卵巢吗？所谓的卵巢保养就是一场骗局，切莫相信哦！

　　那么避孕药靠谱吗？有不少人会问，避孕药不是抑制排卵的吗？抑制了排卵，是不是就保存了卵子，等于卵巢功能衰竭的时间就推后了呢？乍一听没毛病。但是事实上避孕药也不能保护卵巢功能、延缓更年期或推迟绝经。因为女性每个月发育一批卵泡（3～11个），其中只有1个卵泡可以成熟、排出（也就是我们所看到的排卵），剩下的卵泡都会自行闭锁，即默默死去。避孕药抑制排卵，却不能够抑制每个月每批卵泡的发育和闭锁，这些卵泡仍然会按照我们体内既定的程序启动、发育、闭锁。因此，认为避孕药可以保护卵巢功能、延缓绝经也只是我们一厢情愿的想法。那么，我们可以做什么呢？保持良好的心态、健康生活、起居有常、劳逸结合。禁烟酒，避免喝过多浓茶、咖啡和碳酸饮料。可多吃豆类、小麦、黑米、葵花籽、洋葱等富含植物雌激素的食物，以及山药、核桃、猪肾这些调节内分泌的食物。一些保健类的药物（如脱氢表雄酮、辅酶Q10、大豆异黄酮）以及一些中药（如坤泰胶囊、滋肾育胎丸等）也有调节卵泡发育、调理内分泌的作用，能够帮助女性轻松度过更年期。

更年期综合征要治疗吗？有哪些治疗方法

　　既然更年期是女性一生必经的生理阶段，既然更年期综合征这么常见，既然过了更年期那几年就好了，那我就忍一忍，不用治疗了吧？相信很多女性都会有这样的想法吧！

　　更年期不是病，但是更年期也要好好过，还要预防疾病。如果有几年时间都让自己（和家人）处在更年期综合征的折磨之中，似乎也不是一个明智的选择。因此医生建议，如果更年期症状已经困扰了你，你觉得它已经影响到了你的生活，千万不要忍！现代医学有很多方法可以帮助到你，让你安然舒适地度过这段"多事之秋"。

　　治疗更年期综合征最主要和最有效的方法是激素补充治疗。所谓"缺什么补什么"，既然更年期症状就是由激素缺乏引起的，那我们就补充激素，可谓是从根本上解决了问题。除了激素补充治疗，改变生活方式、社会/心理干预和饮食管理、应用非激素药物、应用中医药疗法、针灸按摩等也会对更年期症状起到改善作用。

　　更年期的饮食原则是适量的能量，充足的蛋白质和维生素，低盐，低脂，少吃油炸、烧烤和腌制食物，粗细搭配，以植物为主，定时进餐，生活规律。保证每天摄入能量1 800～2 200千卡、蔬菜水果500～850克、全谷杂粮250～400克、白肉和奶蛋100～200克、植物油25～30克，每天饮水1 500～1 700毫升，每天摄入足量的钙（1 000～1 500毫克/天）和维生素D（800～1 000单位/天）。每天摄入食盐不超过6

克、糖不超过50克、酒不超过15毫升。有睡眠障碍的朋友，可以多吃有助于睡眠的食物，如鱼虾、奶制品、豆制品、瘦肉、酸奶、玉米、黄瓜、番茄、香蕉、蘑菇、胡萝卜等。

对于更年期女性，建议规律运动，每天步行6 000步，每周累计150分钟，另可加2～3次抗阻运动。提倡的运动形式有以下三种：一是有氧运动，提倡"健康大步走"，标准是每分钟快走100～120步；二是简约运动，如一分钟搓手运动，即一分钟内搓手150～200次；三是盆底肌训练，即凯格尔运动，通过盆底肌力的训练，减少压力性尿失禁和盆腔脏器脱垂的风险。盆底肌训练的具体内容请看本书"产后康复怎么做"章节。

激素补充治疗

我们前面提到了激素补充治疗，这里我们来细聊一下这个话题。

激素补充治疗的利和弊

循证医学证据已经表明，激素补充治疗是改善潮热、出汗、睡眠障碍、泌尿生殖道萎缩等更年期症状的最有效方法（用亚太更年期联盟主席、北京协和医院郁琦教授的话来说，这是提高更年期和绝经后女性"精气神"的最好办法），同时激素补充治疗还有骨保护作用，可以有效预防绝经相关的老年性退化性问题，如骨质疏松症。一项针对中国女性绝经过渡期和绝经早期的激素补充治疗对骨质疏松症的安全性和有效性的研究发现，激素补充治疗5年，能显著增加并维持绝经早期妇女的骨量，延缓绝经过渡期妇女骨量的下降。另一项包含16 608

例绝经后女性的研究也发现，应用激素补充治疗可显著降低骨折的发生风险。早期应用激素补充治疗，也可显著降低心肌梗死、心力衰竭等心血管疾病的风险。雌激素可降低血液中的胆固醇和甘油三酯浓度，升高高密度脂蛋白（胆固醇和甘油三酯是"坏脂肪"，浓度越低对身体越好。高密度脂蛋白是"好脂肪"，浓度越高对身体越好）浓度，抑制动脉粥样硬化斑块的形成。因此，激素补充治疗可从短期疗效和长期疗效全面提高女性的身体健康状况和生活质量。有研究发现，女性在50岁时接受激素补充治疗5～30年，可显著提高绝经后的生活质量。与未接受激素补充治疗的女性相比，治疗15年可增加1.49个健康生存年。因此，激素补充治疗最合适的使用时间是在女性刚刚出现更年期症状或刚刚绝经时，因为绝经后十年内是女性从激素补充治疗中获益的最佳"窗口期"。

激素补充治疗有风险吗？可能有。为什么是可能有呢？因为当激素补充治疗没有被很恰当地应用时有可能会有风险。比如女性没有在绝经后十年内的最佳"窗口期"开始补充激素，而是到60岁以上或绝经10年后才开始使用激素补充治疗，是否能够最大程度地获益就要慎重评估。如果是有血栓形成高危因素的人群，患有"三高"（高脂血症，高血糖，高血压）时进行激素补充治疗可能会增加女性患冠心病、血栓、脑卒中的风险。激素补充治疗也可能会轻微增加患乳腺癌的风险，尤其是当激素补充治疗里面的孕激素是人工合成孕激素的时候。因此，激素补充治疗的应用需要在专科医生的指导下使用，在使用期间要定期复查。

激素补充治疗的疑惑和解答

◎ 什么人适合用激素补充治疗？

激素补充治疗的最佳适应证：任何上述所提的绝经相关症状（潮热、出汗、失眠、情绪障碍、月经紊乱等）；生殖泌尿道萎缩的表现（尿频、尿急、反复尿路感染、性交疼痛、阴道干涩等）；预防和治疗骨质疏松症。对于卵巢早衰（即40岁之前就绝经）的女性，即使没有以上的症状，在排除了激素补充禁忌证的情况下，也建议激素补充治疗至少到平均绝经年龄。

◎ 什么人不适合用激素补充治疗？

激素补充治疗的禁忌证有以下8个：妊娠；原因不明的阴道出血；确诊或可疑患乳腺癌；确诊或可疑患性激素依赖性肿瘤；半年内患活动性静脉或动脉血栓栓塞性疾病；严重肝肾功能不全；患脑膜瘤；患血卟啉症或耳硬化症。

激素补充治疗的慎用情况：子宫肌瘤；子宫内膜异位症；子宫内膜增生症；血栓形成倾向；胆囊疾病；系统性红斑狼疮；乳腺良性疾病及乳腺癌家族史；癫痫、偏头痛和哮喘。所谓慎用情况，并不是说不能用，而是说需要医生谨慎评估，确实症状严重者可以在严密监测下使用。

◎ 激素补充治疗什么时候开始用？

更年期症状开始出现后，治疗越早获益越大，在绝经10年之内或60岁之前，心血管等脏器的损伤尚未形成或并不严重，此时开始用药会获得最大的安全性和收益。医学上将这个时期称为"窗口期"，是激素补充治疗的恰当时期。绝经10年以后或年龄超过60岁，则不建议全身应用激素补充治疗，因为此时应用可能会增加患心血管疾病的风险（早期应用，雌激素会对心血管起到保护作用。晚期应用，动脉粥样硬化斑块一旦形成，雌激素反而会增加斑块破裂的风险，增加心血管事件的发生）。但是这个时候如果女性的泌尿生殖道萎缩的症状特别严重的话，可以考虑阴道局部用雌激素治疗。

◎ 可以用到什么时候？

现在的指南均指出：激素补充治疗不应强制限制用药期限。这应该怎么理解呢？如果女性想要继续进行激素补充治疗，且医生评估了她有使用激素补充治疗的必要性，没有不适合使用激素补充治疗的状况，继续使用利大于弊，那就可以继续用下去（对于绝经早的女性，一般建议至少使用到平均绝经年龄——50岁）。

◎ 使用激素补充治疗期间需要注意什么？

使用激素补充治疗期间需要定期体检。一般建议每半年到一年随诊一次。医生会根据必要的检查结果（肝肾功能、血糖血脂、妇科超声、乳腺检查等）以及体检结果（血压、体重、腰臀围等）来判断有没有出现新的不适合使用激素的情况，重新评估使用激素补充治疗的利与弊，由医生和患者共同决定是否继续使用。

◎ 使用雌激素会胖吗？会产生依赖吗？

使用激素会发胖是一个根深蒂固的伪命题。长久以来人们本能地认为使用激素会使人发胖，这是人们将糖皮质激素和其他激素混为一谈了。使用糖皮质激素确实会造成满月脸、水牛背等发胖的表现，而且效果非常明显。但是，雌激素却不会使人发胖。虽然绝经后很多女性都会发胖，但是原因却恰恰是因为雌激素的缺乏。雌激素缺乏会造成体脂的重新分布和肌肉减少症，使得女性腹部脂肪堆积。补充雌激素可减少绝经后女性的腹部脂肪堆积，减少总体脂肪量，改善胰岛素敏感性，降低2型糖尿病的发病率。激素补充治疗也不会产生依赖，不想用的时候，停掉就可以了，没有后顾之忧。

◎ 使用激素会得癌症吗？

曾有研究发现，使用激素补充治疗可能会轻微增加患乳腺癌的风险。现有的研究已经表明，乳腺癌风险升高主要与激素补充治疗过程中所使用的合成孕激素有关（绝对风险增加0.08%，即每10 000女性每年患乳腺癌的人数新增8人）。其实这个风险仍然是很低的，并且停止激素治疗后，该风险将逐渐降低至普通人群。如果使用天然或接近天然的孕激素，如微粒化孕酮或者地屈孕酮，则不会增加患乳腺癌风险，目前的激素补充治疗基本上都采用了接近天然的孕激素，因此，激素补充治疗乳腺癌的副作用不足为虑。但是，基于安全起见，在乳腺癌患者中仍不推荐使用激素补充治疗。值得一提的是，如果单纯使用雌激素（适合于子宫切除的人），则患乳腺癌风险降低0.07%，即每10 000女性每年患乳腺癌的人数减少7人。

对于有子宫的女性，建议在补充雌激素的同时联合孕激素，不增加患子宫内膜癌的风险。除此之外，已有明确证据表明，绝经后使用激素治疗还可以降低患结直肠癌和胃癌的风险。

🏷 更年期综合征的非激素治疗

虽然激素补充治疗具有良好的治疗效果和安全性，但是仍有人不适合或不愿意使用激素补充治疗来缓解更年期症状。对此我们并非无计可施。

对于心悸、头晕、失眠、焦虑等自主神经功能失调症状和情绪障碍，大豆异黄酮等植物雌激素和黑升麻提取物莉芙敏片可以很好地缓解症状，中成药如香芍颗粒和坤泰胶囊也可以起到治疗作用。

对于有睡眠障碍的女性，可以在白天适当实施睡眠限制，控制午睡时间在1小时之内，睡前避免剧烈运动和过度兴奋，还可采取适当按摩、针灸、敷脐、沐足等方式促进睡眠，也可以选择舒乐安定等助眠的西药。

本节要点

1. 40岁以上的女性，如果原来的月经周期正常，在接下来的10次月经中重复出现邻近的两次月经周期长度变化超过7天，就意味着可能要进入更年期。

2. 更年期的症状是非常多样化的，绝大多数女性以月经紊乱为首要表现，也可能以其他各种非特异性症状作为首要表现形式。

3. 对于更年期综合征，轻症者可以不用治疗，中、重度的患者建议治疗。激素补充治疗是最主要的治疗手段和方法。

4. 更年期是实施降低心血管代谢疾病发生风险的预防和筛查策略的契机，有助于女性拥抱更健康、更长寿的生活。

（陈亚肖）

182

女性的体脂比、肌肉减少症和体态

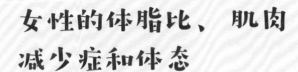 **体脂比的意义**

在以瘦为美的现代价值观的影响下，减肥几乎是每个女性的人生必修课。每天都有很多女性的心情随着体重秤上的数字变化而高低起伏。其实，减肥为的就是外形好看。如果通过节食减肥，虽然体重下去了，但是营养不良所呈现出来的面黄肌瘦也很难与漂亮二字沾边。所以，正确的减肥并不是单一追求减重，而是降低体脂比，保持健康的体态。

什么是体脂比

体脂比，也称体脂率，指的是体内脂肪的重量占体重的百分比。一般情况下，女性体脂率超过25％就会显得"有肉感"，而降低到20％以下则离出现"马甲线"不远了。在体重不变的情况下，为什么体脂比下降了人就显瘦了呢？这是因为脂肪的密度明显小于肌肉的密度，同样重量的肌肉的体积大约只有脂肪的2/3，所以减脂增肌后人的确变瘦了。

从体脂比看健康

降低体脂比除了让人变好看之外，更重要的是使人更健康了。从体脂比的计算方法便可知，即使是体重很轻的瘦子，体脂比可能依然很高。不少瘦子都会有这样的困惑：我这么瘦怎么可能会得脂肪肝？的确，很多瘦子四肢纤细，看起来很瘦，但是也隐藏着小肚腩，这是典型的中心性肥胖。被体重蒙骗的她们往往以为自己是吃不胖的幸运儿，不节制地享受当吃货的快乐，殊不知脂肪已经悄悄地堆积在看不见的肝脏及其他内脏中了。但是，明白中心性肥胖危害的朋友可千万别走向了过度节食或素食的极端，因为能量和蛋白质摄入不足，脂肪分解也会罢工，脂肪肝更会变成挥之不去的噩梦。所以，均衡饮食，加上有氧和无氧运动结合的科学锻炼，将脂肪转变为肌肉，这才是科学的降低体脂比的方式。

体脂比是不是越低越好呢

当然不是！脂肪虽然可恶，但却是生命中不可或缺的。过度减肥的女性容易引起激素功能紊乱，出现闭经、骨质疏松症、脱发、贫血等问题。所以，若非运动员，一般女性的体脂比维持在20%～25%即可。

体脂比怎么测量才准确呢

市面上有种类繁多的体脂秤，通常采用的是生物电阻抗分析法。分析原理是正确的，但经常使用体脂秤的朋友也许已经察觉：不同的姿势、饭前和饭后、经期前和经期后，体脂秤测得的数值都会有较大的差别。正常人短期内体脂率是比较恒定的，数值不应该出现大的波动。专门做体重研究的医疗机构当然有可以准确测量出体脂比的机器，但是价格昂贵，需要专业人员来操作，市面上很难找到。幸运的是，科学研究发现：女性的体脂比＝76－［20×身高（厘米）/腰围（厘米）］。身高的变化很小，所以我们只需要一把卷尺，量一下自己肚脐水平的腰围，不需要昂贵的仪器便可轻松知道自己的体脂比了。这个公式也告诉我们，控制腰围，拒绝小肚腩，是保持健康最重要的目标！

有没有降低体脂比的捷径

目前市面上医学美容医院林立，很多爱美者选择走捷径，通过抽脂来减肥。抽脂后短期内的体脂比当然会降低，但是这并不代表着健康。一来抽脂手术本身具有较高的风险，因为脂肪栓塞引起严重后果的案例并不少见；二来抽脂只是让脂肪细胞的数量减少，但若饮食不节制，脂肪还是可以继续堆积、将剩余的脂肪细胞撑大，所以这并不是一个一劳永逸的方法。

正确认识体脂比，通过均衡的饮食和适当的锻炼向美丽、健康的人生靠近，才是减肥这个终生课题的最佳打开方式。

女性肌肉减少症的危害和防治对策

女性到了中老年似乎都有这样的烦恼：不知不觉中就变胖了，身材走样了；轻轻一摔就有可能骨折；力量也越来越弱了。这其实是因为随着年龄的增长，肌肉的含量和强度会逐渐下降，严重时甚至可达到肌肉减少症的程度。

一般来说，35岁左右肌肉量开始流失，并且每年以1%~2%的速度流失；50岁以后更快；75岁后，流失速度达到顶峰。

肌肉减少有什么危害呢

◎ 肌肉流失带来的直观结果就是代谢变慢，容易堆肉。为什么呢？因为肌肉相比于脂肪，每天都会消耗更多的热量，还会自主为身体储存能量，避免多余的糖转化为脂肪。代谢变慢会导致脂肪堆积，脂肪肝、"四高"（高血糖、高脂血症、高尿酸血症、高血压）、糖尿病、痛风以及一系列心血管疾病悄然而至。

◎ 腰酸背痛。肌肉是默默承受压力、保护关节的忠实伙伴，尤其是维持脊椎关节的稳定。肌肉减少会导致关节周围的支撑和保护力量薄弱，极容易引起肌肉的劳损和炎症，腰酸背痛等一系列问题接踵而来。肌肉少了，关节稳定性变差，就容易受伤，比如，打个喷嚏、起个身就闪到腰等。

肌肉减少症可逆吗

虽说生老病死是人生常态、不可逆转，但是这并不意味着我们只能被动接受现实。运动和营养是保住肌肉量、逆转肌肉减少症的良方。

如何安排不同年龄段的运动呢？本书的"不同时期女性的健身方案"章节有详细的介绍。

肌肉减少症的发生在人群中并不均一，65岁以上的人中约有25%的发病率，即使到了80~90岁的高龄，也只有约60%的人会受该病的影响。这是因为肌肉减少症的出现是由多种因素决定的：遗传、营养、运动量、疾病、年龄等因素都会影响肌肉量。随着年龄的增长，进食量减少，蛋白质和维生素D摄入不足；激素水平下降（绝经后雌激素骤然下降；老年人生长激素的水平只有年轻人的1/20～1/5）；抗氧化能力下降；以及遗传等诸多因素的作用，每个人的情况都不尽相同，发病与否自然有差异。但切不可抱有侥幸心理，尽早认识它、对付它，才可能最大程度地避免它对生活的影响。

要想将肌肉减少症拒之门外，就要适应不同时期身体的变化并调整生活习惯。年龄增加，胃肠道消化功能减弱，食量变少是正常的，吃不下不必硬吃。少吃多餐，注意增加每餐中蛋白质的含量，再配合维生素（尤其是维生素D）补充剂，也是不错的选择。切不可进入力量变弱—不能锻炼—力量更弱的死循环中，保持适当的负重锻炼才是增强肌肉力量的法宝。绝经后若是更年期症状明显、严重影响生活质量的话，不妨跟医生谈谈，看是否能进行激素替代治疗。越早开始使用这些措施，肌肉减少症的发生机会就越小。当然，这些对策并不是万能的，若以上方法都不见效，仍然明显地感觉自己虚弱了、经常跌倒、体重下降得快，就必须到医院进行全面检查，必要时使用药物进行治疗。

所以说，肌肉是身体最好的"防腐剂"！保住肌肉量，保持健康的体脂比，心血管更健康，代谢能力更稳定，这才是健康的王道。

体态和塑形与女性健康和自信

女性的自信多来源于对自身体态的满意，对自己外形满意了，更会呈现出充满自信的气质，这是一个正循环的过程。若想获得良好的体态，除了减脂增肌、让身体紧实之外，保持正确的姿势也是必不可少的。

"挺胸收腹不探颈，双腿笔直走直线"，这应该是一个自信女人所呈现的姿态。这似乎并不难做到，即使有时候含胸驼背，稍微提醒一下自己很快就能纠正过来，但是一不注意就又会恢复原样。尤其是在手机不离身的今天，高科技非但没有让人更自信地生活，反而引发了诸多不良体态和健康等问题。例如颈前倾，也就是探颈，就会使颈椎过度前倾，不但容易落下颈椎病，而且脂肪还容易堆积在颈后方，显得肩部圆润。颈前倾通常还会伴随含胸驼背，不仅会使傲人的胸部得不到展示，而且会使脂肪堆积在过度后屈的胸椎上，蝴蝶肩不见了，只剩下臃肿、圆胖的体态。又如中心性肥胖者，难以回收的肚腩使得腰椎前方的负担加重，久而久之腰椎前屈、骨盆前倾，呈现出大"S"形身材，难谈自信的同时还经常得和腰腿痛作斗争。

既然良好的体态和脊柱的健康息息相关，那么通过塑形锻炼让自己获得优雅体态的同时，还收获了健康和自信，何乐而不为呢？塑形锻炼其实与减脂增肌是密不可分的，针对身体的不同部位有千百种方法。但无论何种方法，都贵在持之以恒，让身体产生记忆，便可随时随地成为健康又自信的优雅女性。再配合良好的皮肤保养及丰富的人生阅历，"高贵"二字轻松可得。

1. 成年女性体脂比维持在20%～25%为健康水平。保持均衡饮食和坚持锻炼是保持正常体脂比的关键。

2. 女性约35岁开始流失肌肉，中老年女性发生肌肉减少症是机体衰老的重要标志。抗衰老就要通过运动等保持肌肉量。

3. 健康的体态除了以健康的体脂比和肌肉量为基础外，还有日常的正确姿势。良好的体态和脊柱的健康息息相关，通过塑形锻炼不仅能获得优雅的体态，还能收获健康和自信。

（谭嘉琦）

不同时期女性的健身方案

　　健康与美丽是女性永恒的话题，而健身能为女性带来的健康与美，远远超出你的想象。

　　健身的女性，日积月累的锻炼令她们的身体线条变好、体脂率降低、体能提升、精神状态甚至是皮肤状态都变得更好。可以说，很多没有开始健身的人远远低估了健身带来的好处。

　　健身的范畴非常广，不局限于健身房器械健身、跑步机、跳健身操等，也包括户外运动、游泳、登山、骑自行车，甚至在不扰民的情况下跳广场舞都属于健身，当然还包括做瑜伽、做普拉提、跳韵律舞蹈等。具体选择什么样的运动方式，还要根据个人的运动目标去定。最常见的减少脂肪的运动和增加肌肉的运动，训练方式是完全不一样的。

　　大众健身主要的目标基本属于健康体适能（心肺耐力、肌力及肌耐力、柔韧性、身体成分、神经肌肉松弛）的提升和体型、体态的改善。而部分特殊人群，包括心脑血管疾病患者、慢性疼痛患者、体态异常者、妊娠期女性、产后女性等，就需要在专业人士的指导下运动。

　　姚思颖是一年前在闺蜜的鼓动下开始跟着张教练健身

的。有着十几年私教经验的张教练根据她的情况给她安排了每周2～3次，每次1小时的健身。1年过去了，姚思颖把十几年前产后就鼓出来的肚腩练平了，把腰练细了，精神面貌大为改观，40岁出头的她与上初中的女儿站在一起总被认为是姐妹俩。尝到健身甜头的姚思颖问张教练，13岁的女儿小颖是否也可以做同样的锻炼？张教练告诉她，锻炼是有好处的，但不同年龄段女性的身体和生理条件不同，适合不同的运动。以下是张教练解释和推荐的不同年龄段的运动。

不同年龄段女性健身的建议

12～18岁运动选择

一般来说，女性的这个年龄段，是身体快速生长的阶段，这个阶段的身体锻炼非常关键，能为未来几十年的身体状态打下基础。青春期阶段大部分是在初、高中的年龄，学习压力大，长期久坐，仅仅靠学校1周2～3节体育课锻炼是远远不够的。青春期的女性身高快速增长，就像快速生长的小树苗，长得越快的时候就越容易长歪。所以除了科学的营养补充之外，运动方面应该以调整身体姿势、提升心肺功能和平衡协调能力为主。

◎ 推荐运动：①游泳，特别推荐自由泳，双侧手脚交替用力，能够很好地锻炼双侧力量的平衡与协调，同时在交替换气的时候可以锻炼到胸椎的活动度，改善长期久坐导致的含胸驼背。通过规律的游泳运动，还可以提高心肺耐力。至于游泳能不能减肥，这个就不用多说了，当然可以。②跑跳类运动，如跳绳、跑步、跳台阶等。这类运动不但可以提高心肺功能，还可以促进骨骼生长，让我们的身体各个部分都动起来，尤其对四肢的刺激很多，会让腿部的骨骼及手臂的骨骼受到刺激，让骺软骨增殖骨化，这个时候一定要适当地补充营养物质。当然，如果已经出现体态问题，就需要通过有针对性的运动矫正。本节最后有相关建议。每周运动3～4次，每次持续60分钟左右，自我感觉疲劳程度达到70%即可。

◎ 注意事项：①避免在经期剧烈运动，也不要进行增加腹压的力量性锻炼，如举重、举哑铃、卷腹训练等，以免使盆腔的血液循环加快，引起月经过多或经期延长。月经刚来的第一年要注意降低负荷锻炼。②胸部的生长发育会让很多女性在进行跑跳类运动时有所不适，可以选择专业的运动内衣来解决这个问题。专业的运动内衣有适当的束缚力，能承托和包裹乳房，减少在跑跳运动中的不适。

19～25岁运动选择

这个阶段的女性，身体功能正处于鼎盛时期，要趁年轻把身材塑造得更完美。如果您此前没有任何规律训练的经历，此时开始去规划训练，绝对不晚。19～25岁是最容易积攒热量、增大脂肪细胞体积的时期，腰围、臀围的数字都日渐增长。同时也是代谢最旺盛的年龄，所以也是塑形效果最好的年龄。所以，这个年龄段的女性坚持锻炼，是保持体重和塑形效果最佳、效率最高的时期。否则在30岁以后再去做体重管理、身体塑形就需要付出更多的努力。

◎ 推荐运动：①局部肌力训练（胸部、背部力量），如俯卧撑（初学者可以做跪式俯卧撑）、坐姿推胸、划船机。在此阶段大部分女性的胸部已经发育成熟，开始担心胸部下垂的问题，而对胸部和背部肌肉进行强化，可以非常好地对乳房起到支撑作用，减少乳房下垂的概率。同时，促进胸腔的血液循环，有利于降低乳腺疾病的发病率。②局部肌力训练（下肢、背部力量），如深蹲、坐姿外展内收、臀桥。大部分女孩子都希望拥有一双大长腿，通过下肢的训练，可以调整臀形和腿形。③核心训练，普拉提无疑是核心训练的最佳选择，同时也是塑形效果非常好的运动，强度适中，精准的训练避免了代偿，同时肌耐力的训练也避免了四肢变粗。可以每周锻炼4～6次，每次最好坚持1小时以上。训练强度可以达到自感疲劳程度70%～90%，锻炼重点主要是胸部、腰背部、大腿和臀部，以塑造身体的线条。

◎ 注意事项：①在进行强度较大的训练时，注意关注自己的身体反应，如果出现头晕目眩、呼吸困难等症状，要立即停止训练；②运动前不能过于饥饿，避免低血糖导致的头晕；③穿承托力较好的运动内衣。

26～35岁运动选择

30岁的女性虽然身体素质大都还能保持良好，但是体形却有所改变，新陈代谢开始呈下降趋势，皮下渐渐堆积了一些脂肪。所以，30多岁的女性要通过运动塑造肌肉，加速新陈代谢，防止脂肪的增长和堆积。生育后的女性，腹部比较松弛，很大一部分女性都会在这个年龄段生儿育女，而生育给女性带来的身体变化是非常大的，这部分内容在本节会专门讲产后的训练建议。

◎ 推荐运动：未生育女性在运动选择上可以参考19～25岁

的训练。

◎ 注意事项：产后女性的运动建议参考本节"特殊人群的运动建议"。

36～50岁运动选择

女性到35岁以后，代谢水平开始急剧下降，很多女性会"中年发福"，没有规律运动的女性，开始出现骨质流失、肌肉弹性减弱，有时关节会发出一些响声，这可能是关节病的先兆。此年龄段的女性应多做肌力训练，通过增强肌肉力量来保护关节。

有人认为40岁之后的人肌肉锻炼没有效果，实际上，与20岁相比，中青年女性肌肉的可锻炼性虽然下降了，但是却更需要通过锻炼来维持肌肉的含量。此时可以选择低冲击的运动及做肌肉耐力的训练。

◎ 推荐运动：①下肢力量训练，许多女性在此阶段开始慢慢呈现出下肢关节的慢性疼痛，增加下肢肌肉力量有助于帮助关节稳定；②普拉提全身性的训练，针对身体不同的部位，进行肌耐力和关节稳定的训练；③户外快走，提高心肺耐力。每周锻炼3～5次，每次最好坚持1小时左右。训练强度可以达到自感疲劳程度60%～75%。

◎ 注意事项：①在下肢力量训练过程中，关注下肢关节的稳定性，如果出现膝关节的弹响和不适，应该立即停止，并寻求专业人士帮助；②没有一定的训练基础或专业人士指导，尽可能不进行快跑，可以用慢跑或快走代替。

50岁以后运动选择

老年女性的肌肉、骨质、心肺耐力、肢体协调能力，以及对疾病的抵抗力等都会变差。运动项目最好以提高心肺功能的有氧全身运动为主。这个年龄段的女性，身体往往比较僵硬，需要增加一些柔韧性的训练和下肢力量训练，同时可以增加一些身体平衡和协调能力的训练动作。

◎ 运动建议：①全身性拉伸，为避免身体过度僵硬，提高身体的柔韧性可以让身体保持挺拔；②侧向移动的活动，提高协调性和下肢的稳定性；③预防摔跤的有效训练项目；④臀部力量训练，如蛙式开合、臀桥等动作，提高臀部力量，可以避免下肢活动时膝关节的压力过大。每周锻炼3~5次，每次最好坚持30~40分钟。训练强度达到自感疲劳程度60%左右。

◎ 注意事项：①不要进行过大的负重训练，避免下肢关节损伤；②拉伸训练时，不要弹震式拉伸，不要过大幅度地拉伸，避免肌肉拉伤或骨关节损伤。

特殊人群的运动建议

妊娠期的运动建议

没有妊娠并发症的健康女性，得到医生的许可后，可以在专业人士的指导下规律参加健身运动，有助于提高母亲和胎儿的健康指数，减少妊娠并发症发生的风险，如妊娠高血压和妊娠糖尿病；还可以为分娩提供体能的储备，以及合理地控制体重，为产后修复打好基础。另外，孕期的运动有助于多巴胺分泌，让孕妇心情愉悦，减少抑郁的风险。

◎ 目标：控制体重，储备体能，保持良好的体态，减少孕期不适。

◎ 频率：每周3～4次，尽可能保持规律和稳定的频率。

◎ 强度：以中等偏低的强度为宜。在每一项运动中，自我感觉不需要很吃力就可以完成。

◎ 时间：每次训练45～60分钟，包含热身、拉伸、低强度的运动、整理放松。训练时间从40分钟逐渐增加至60分钟。

◎ 进度：最理想的实施时间是妊娠3个月之后，这个时候的不适相对较少，风险相对较低。

妊娠3～6个月适合全身综合训练，让身体的每一个部位都参与到运动中。

◎ 动作：

（1）坐健身球骨盆活动（图3-10-1，图3-10-2，图3-10-3，图3-10-4）。

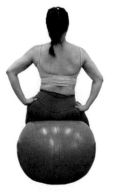 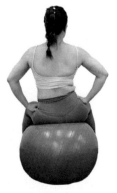

图3-10-1　　　　　　　　　　图3-10-2

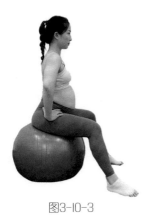 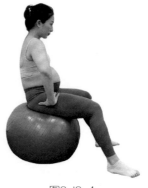

图3-I0-3   图3-I0-4

重点细节：①骨盆前后、左右活动；②保持正常呼吸，不要憋气。

次数：每次3组，15～30次1组。

（2）蚌式开合（图3-10-5，图3-10-6）。

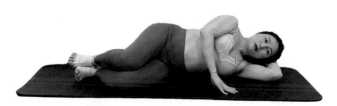

图3-I0-5

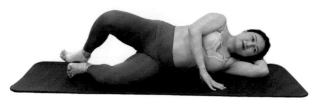

图3-I0-6

重点细节：①臀部发力，腹部收紧；②骨盆垂直于地面，始终保持静止。

次数：每次3组，15～30次1组。

（3）弹力带坐姿划船（图3-10-7，图3-10-8）。

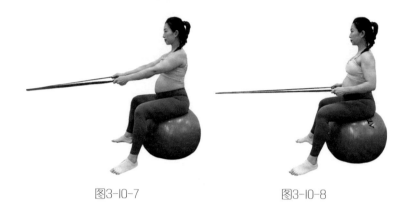

图3-10-7　　　　　　　　　　图3-10-8

重点细节：①躯干和骨盆保持稳定不动；②背部用力带动手臂向后拉动弹力带；③呼气向后拉动，吸气还原。

次数：每次3组，15～30次1组。

（4）四点支撑（图3-10-9，图3-10-10，图3-10-11）。

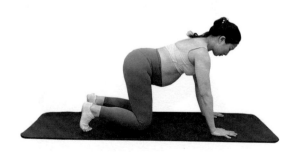

图3-10-9

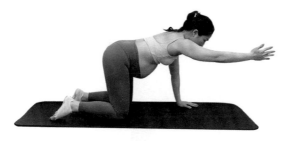

图3-10-10

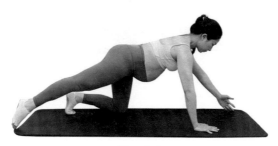

图3-10-11

重点细节：①四肢像四根柱子支撑躯干，不会发生任何位移；②抬起手，腰部始终不会改变形态，腹部始终微微收紧；③不要耸肩。

次数：每次3组，15～30次1组。

（5）7个月之后以小强度的拉伸和放松为主，配合有节奏的小强度有氧运动（图3-10-12，图3-10-13，图3-10-14）。

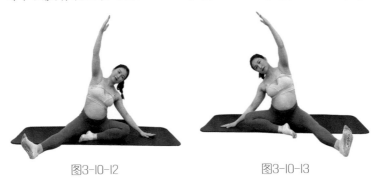

图3-10-12　　　　　　　　　图3-10-13

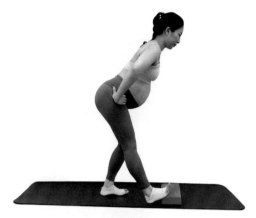

图3-10-14

产后恢复的运动建议

在妊娠和分娩的过程中身体所受到的压力和牵拉远不止体重增加和鼓起来的肚子，还会引起腰背痛、骨盆区域的疼痛，以及漏尿、性交疼痛等问题。这些问题有些可以自行恢复，而有些却需要医疗介入，或者通过运动的方式帮助修复。

一旦生过孩子，你的身体就处于产后的状态，有些情况没有得到很好的修复，就会一直伴随着你，例如有些女性在孩子都20多岁的时候，仍然会在跑动或者打喷嚏的时候漏尿，腰背痛可能也会伴随几十年。所以，想让产后的身体恢复到理想状态，什么时候开始都不迟。

◎ 目标：骨盆底肌修复，改善腰背痛、肩颈痛，预防胸部下垂，减小腰围，控制体重。

◎ 频率：每周3～4次。

◎ 强度：中等强度，以有氧运动、肌耐力训练为主。

◎ 时间：30～90分钟。

◎ 进度：产后早期（身体状况良好）可以做一些四肢的伸展和呼吸练习。孕期或孕前经过专业运动指导的女性，产后2～3天（身体状况良好）就可以通过呼吸训练进行盆底肌和腹横肌的激活训练，并做一些产褥操，产后42天后有针对性地训练骨盆底肌、腹横肌等核心肌群，以及小强度训练臀部。产后60天后可以加入背部、胸部的训练。注意在半年内不适合进行大强度负重训练及跑跳类的训练。

◎ 动作：

（1）凯格尔运动（图3-10-15）。

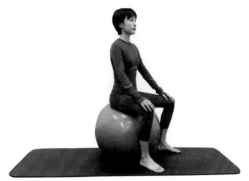

图3-10-15

以此坐姿（也可以坐凳子或仰躺、侧躺、站姿）做盆底肌"慢收慢放"的练习。想象阴道口有一颗花生，你需要通过收缩盆底肌把花生送到腹部的深处，在这个过程中，保持盆底肌持续向腹部的深处收缩，维持3～5秒。然后将"花生"缓慢地退出阴道口，每组10～20次，每次3～5组。

如果有打喷嚏、咳嗽等突发性增加腹内压漏尿情况的女性，请先练习盆底肌"快收快放"的能力，再练习盆底肌的"慢收慢放"。选择盆底肌有训练感的体位（仰卧、坐姿等），用最快的速度收紧盆底肌（臀部和大腿不要发力），然后马上放松盆底肌，紧接着又快速收缩盆底肌，然后再放松。每组5～10次快收快放，完成6～10组。

（2）骨盆卷动（图3-10-16，图3-10-17）。

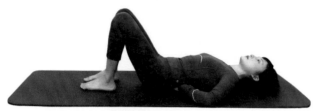

图3-10-16

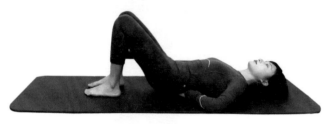

图3-10-17

重点细节：①只有骨盆的前后卷动；②开始前，腰椎与地面留半个手掌的空隙。抬起时尾骨轻轻离开地面，腰椎轻轻贴回地面。

次数：每次3组，每组15～30次。

（3）四点支撑（图3-10-18，图3-10-19）。

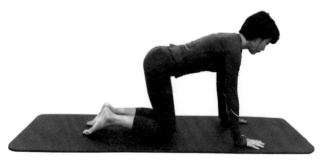

图3-10-18

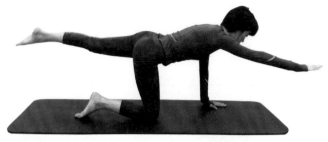

图3-10-19

重点细节：①四肢像四根柱子支撑躯干，不会发生任何位移；②抬起手、脚，腰部始终不会改变形态，腹部始终微微收紧；③不要耸肩。

次数：每次3组，每组15～30次。

（4）仰卧单腿抬起（图3-10-20，图3-10-21）。

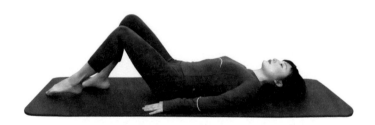

图3-10-20

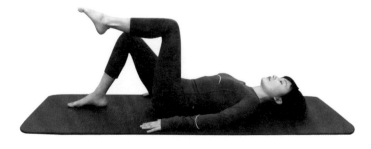

图3-10-21

重点细节：①腹部和骨盆底肌同时用力，轻轻抬起一侧腿；②骨盆保持稳定，呼气抬起，吸气慢慢放下至脚尖碰地。

次数：每次3组，每组15～30次。

（5）弹力带背部训练（图3-10-22，图3-10-23）。

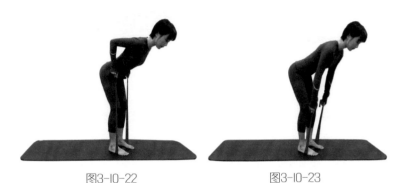

图3-10-22　　　　　　　　图3-10-23

重点细节：①收紧腹部，肩膀下沉；②呼气时往背部两侧拉长弹力带；③吸气还原。

次数：每次3组，每组15～30次。

产后半年内是身体恢复的黄金期，也是效果最好的时候，但是在此期间不正确的运动又会导致腹直肌分离，使骨盆底肌功能障碍的问题加重。因此，以上动作大部分产后女性都可以进行，如果在此期间有任何不适，应立即停止，并咨询医生或专业的产后运动指导师。

预防及改善含胸驼背与颈痛的运动建议

女生在青春期，由于胸部发育的原因，时常会含胸以掩饰，背上书包，双手抓住背带，耸一耸肩，胸部藏得更彻底了，久而久之就养成了含胸驼背的体态。

24岁芳华正好的您，蜷在书桌前，对着电脑敲敲打打，完全没有发现自己的脖子都要伸进屏幕里，直到脖子和肩膀开始紧张，眼睛还有些干涩了，您才想起来，自己已经坐了一个下午。

初为人母的您，此刻正在给可爱的宝宝喂奶，您低着头，满脸慈爱地看着宝宝吸吮的模样，丝毫不敢松懈环抱宝宝的双手，没多长时间，您便发现脖子竟有些僵硬，肩膀也有些酸痛。

40岁以后，您在厨房切菜，给孩子辅导作业，开车上下班，好像什么小事都容易让您颈肩酸痛。

细细地品一品，含胸驼背这个状态真的能伴随女性一路的成长。我们十分肯定，您看见过很多含胸驼背的朋友和同事，听到过很多颈肩疼痛的抱怨，抑或者，这些都发生在您身上。

在前面的例子中，您会发现含胸驼背与肩颈疼痛有着紧密的关系。您是否发现，含胸驼背和耸肩、颈前倾总是一起出现呢？

在含胸的动作中，胸部肌肉缩短紧张，伴随的驼背姿态告诉我们，您的背部肌肉力量不足。所以，当胸部肌肉紧张发力，背部肌肉无力，身体前后肌肉力量不平衡时，姿态自然而然就改变了。

如果您经常耸肩、头前引，您的颈部和肩部肌肉自然被过度使用，容易酸痛。在这种肩膀很容易发力的情况下，您的运动训练效果也会大打折扣。比如说，如果背部肌肉发力不充分，肩膀和手臂会参与和发力更多，加之肌肉单一方向的训练，导致了让女性"欲哭无泪"的"虎背与粗手臂"，这或许就是女性害怕训练的原因吧。其实，我们只要从基础的练习开始，就能逐步恢复背部肌肉力量。

所以，我们为您整理了最简单实用、可以每日坚持的练习。

◎ 放松颈部后侧和胸部肌肉，改善驼背、头前伸。

（1）颈部拉伸（图3-10-24，图3-10-25）。

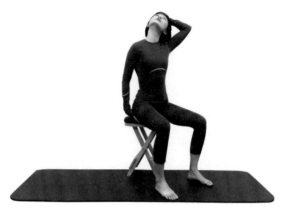

图3-10-24

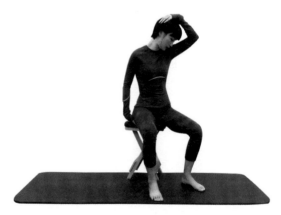

图3-10-25

重点细节：①拉伸侧的肩膀固定，不要在拉伸的时候耸肩；②另一侧的手需要发力，帮助拉伸更充分。

次数：同一侧上、左、右每个方位拉伸15秒，三个方位共计45

秒，每一侧拉伸3组。

（2）胸部拉伸（图3-10-26，图3-10-27）。

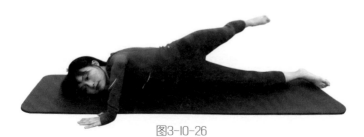

图3-10-26

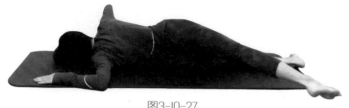

图3-10-27

重点细节：①手肘屈曲，手臂与躯干角度大于90度；②更多地旋转胸部，而不是顶腰。

次数：每一侧拉伸3组，每组60秒。

◎ 加强颈部深层和背部肌肉的力量，保持抬头挺胸的姿态。

（1）颈部深层激活［图3-10-28（练习前），图3-10-29（练习后）］。

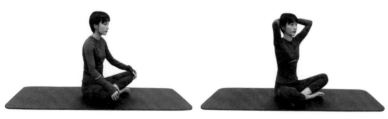

图3-10-28　　　　　　　　　图3-10-29

重点细节：①下巴稍微靠近喉咙，感觉脖子后侧的肌肉被拉长；拉伸侧的肩膀固定，不要在拉伸的时候耸肩；②头部向后移动，继续让下巴靠近喉咙；③不顶腰，肋骨向内收、向腹部收；④肩部肌肉放松。

次数：每次3组，每组60秒，组间休息不超过15秒。

（2）背部力量：天鹅下潜（下拉胸廓）［图3-10-30（正确示范），图3-10-31（错误示范）］。

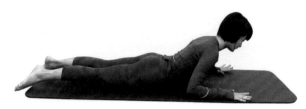

图3-10-30

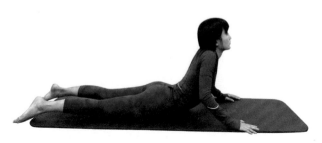

图3-10-31

重点细节：①在运动过程中始终保持手臂夹紧躯干两侧；②肩膀始终下沉，不要耸肩；③出现过度腰部用力时，请降低躯干抬起的高度。

次数：每次3组，每组15次，组间休息不超过15秒。

（3）背部力量：普拉提泳式［图3-10-32（正确示范），图3-10-33（错误示范）］。

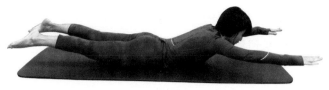

图3-10-32

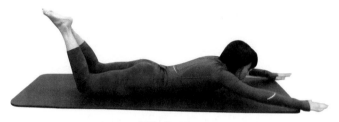

图3-10-33

重点细节：①手动下拉胸廓，肩膀下沉；②双手分开约90度，像超人的手臂一样，向远方伸长；③初次练习时，手离开地面几毫米即可，随着训练增多，手臂可以越抬越高。

次数：每次3组，每组双手交替8～12个，组间休息不超过15秒。

以上所有练习，请自然呼吸即可，不要憋气进行。

◎ 日常保持良好的坐姿，可以在极大程度上减少颈椎和腰椎的压力，避免弯腰驼背时颈部前伸，从整体上帮助减少肌肉的过度使用。这对于每天都要坐着工作、学习超过8小时的您来说，至关重要。您已经清楚地知道，长时间坐着，肌肉得不到休息，就是颈痛、腰痛最大的诱发因素，那么，请您从阅读本书开始，每工作、学习40分钟就休息5～10分钟。

预防及改善腰痛的运动建议

过去，我们认为腰痛是"上了年纪"或腰部受过伤所致，至少是有腰椎间盘突出的问题。然而，绝大多数人是没有腰部外伤经历的，其中95%的女性有超过6个月的腰痛历史，白领群体里占40%，孕期、产后的女性占40%。究竟是什么原因让女性备受腰痛"青睐"呢？

（1）肌肉劳损，过度使用。女性普遍肌肉力量差，而久坐久站时腰部肌肉都在持续发力，长期过度使用必然导致腰部肌肉的劳损。对于孕期和产后早期的部分女性而言，肌肉力量本就不足，松弛素的分泌使得关节的稳定性进一步下降，这无疑是雪上加霜。

（2）站姿、坐姿不良。很多腰痛的女性，有明显的骨盆前倾、腰椎前凸的体态。由于女性身体的柔软度较好，腰椎很容易前凸，导致腰部受到挤压，压力过大。

（3）臀部扁平无力、小腹突出。长期久坐、怀孕、产后的女性，臀部和腹部力量减退，无法维持骨盆和腰部的正确位置，不仅仪态不好看，而且加剧了腰痛发生的可能性。

（4）血液循环不畅。长时间保持一个姿势，会使身体内的血液循环变慢，疲劳的组织无法通过正常的代谢进行修复。

（5）女性经期时，激素水平的变化，导致部分女性对疼痛的敏感性增加，从而更容易感受到腰痛。

如果能找到病因，自然就有解决方法了。为了帮助您有效地预防及改善腰痛问题，我们为您整理了最简单实用、可以每日坚持的练习。

 ◎ 放松腰部及骨盆周边的肌群，缓解腰部不适，减小腰椎的压力。

（1）俯趴呼吸，腰部放松（图3-10-34）。

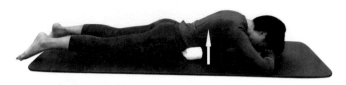

图3-10-34

重点细节：吸气时，引导气体流向腰部，呼气全身放松。

次数：20个呼吸为1组，每次1～2组。

（2）腰部肌肉拉伸——美人鱼式（图3-10-35，图3-10-36）。

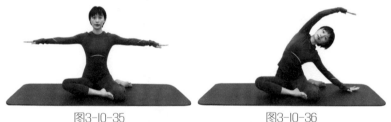

图3-10-35　　　　　　　　　　　图3-10-36

重点细节：①不要顶腰，保持收腹，肋骨下沉；②举手侧的肩膀下沉，手臂向身体后方发力，不要耸肩；③支撑侧的肩膀下沉，肩膀向后展开，不要耸肩和含胸；④支撑侧的躯干与手臂保持距离，向相反方向移动，以此伸展腰部。

次数：每次3组，每组30秒。

（3）骨盆周边肌群拉伸——鸽子式（图3-10-37，图3-10-38）。

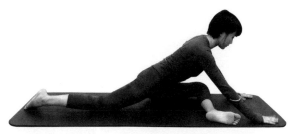

图3-10-37

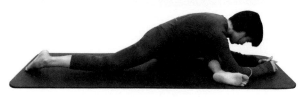

图3-10-38

　　重点细节：①拉伸侧的小腿尽量与大腿拉开距离；②骨盆朝向正前方，不能偏歪。

　　次数：每次3组，每组30秒。

　　◎ 加强腹部和臀部力量，辅助腰部的稳定。

　　（1）蚌式开合（正面、俯瞰）（图3-10-39，图3-10-40）。

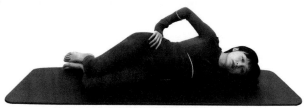

图3-10-39

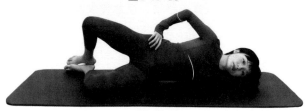

图3-10-40

重点细节：①臀部发力，腹部收紧；②骨盆垂直于地面，始终保持静止。

次数：每次3组，每组30秒。

（2）臀桥（侧面、俯瞰）（图3-10-41，图3-10-42）。

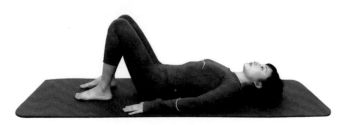

图3-10-41

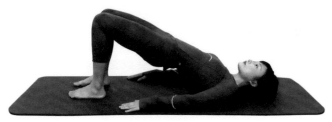

图3-10-42

重点细节：①臀部发力，不要顶腰；②大腿相互平行，夹住辅助工具；③双手掌心朝下压紧地面。

次数：每次3组，每组30秒。

（3）四点支撑——手/脚抬起（图3-10-43，图3-10-44）。

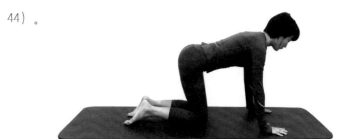

图3-10-43

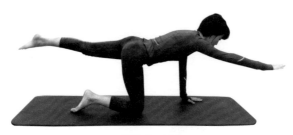

图3-10-44

重点细节：①四肢像四根柱子支撑躯干，不会发生任何位移；②抬起手、脚，手脚一起抬起，腰部始终不会改变形态，腹部始终收紧；③不要耸肩。

次数：每次4组，每组10～15次。

以上所有练习，自然呼吸即可，不要憋气进行。

避免久坐久站，注意休息，是改善腰痛最重要的方法之一。如果可以的话，尽量不长时间穿高跟鞋，避免骨盆前倾、腰椎弧度前凸的加重。

对于女性来说，血液循环的通畅是十分重要的。无论是否在经期，建议您采用热敷的方式让腰部温暖起来，让大脑感受到腰部此刻是舒适、放松的，这种方式降低了您对腰痛的敏感度，有利于腰痛康复。

1. 健身为女性带来的健康与美，远远超出你的想象。

2. 不同年龄段的女性身体、生理条件不同，适合不同的运动。

3. 特殊人群如妊娠期、产后女性，运动对于身体康复很有益处。

4. 适当的运动可以预防及改善含胸驼背与腰痛。

（张庆）

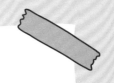

女性身体使用常见问题
（维修说明）

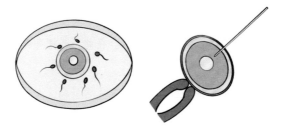

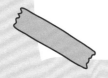

多囊卵巢综合征 （PCOS）揭秘

每到寒暑假，我的门诊常常有不少女学生由家长带着来看月经不调，一旦被诊断为多囊卵巢综合征，家长和女孩就会提出不少问题。很多人认为，女孩子月经不调，有些还长了些许青春痘挺常见的，生育后就会好了吧？怎么就成综合征了呢？于是我就要解释一番，重复多次以后，我把我在门诊解说的内容编写成文章发在我的订阅号"杨冬梓大夫"上，获得读者无数。在此，我把有关的内容整理付梓以飨读者。

多囊卵巢综合征在女性中属于常见病。人们对这个病常常觉得非常困惑：不就是月经不调吗？怎么就是慢性病了？或者不当一回事，觉得是医生危言耸听；或者一听到有各种并发症的可能并且是慢性病，便怀疑人生、悲观沮丧；或者有着认真对待疾病的态度，但又被繁多的检查和各种治疗方法的网传和说法所困顿。

多囊卵巢综合征，简称PCOS，源自其英文*polycystic ovarian syndrome*的首字母。这是一种女性内分泌和代谢异常的疾病，由于可以同时有女性内分泌和代谢异常的多种表现，顾名思义"综合征"。近年来，医学上对这个疾病的认识已经有了长足的进步，治疗方法也已经很成熟，规范的治疗完全可以很好地控制疾病。现在，我们就针对大家对多囊卵巢综合征常见的疑问进行解答，与大家一起来揭开多囊卵巢综合征的神秘面纱。

是不是卵巢有"多囊"就是多囊卵巢综合征

所谓"多囊"卵巢指的是B超显示卵巢内有多个小卵泡或者卵巢体积变大，并不是卵巢内有囊肿。卵巢有"多囊"并不等于是患上了多囊卵巢综合征。因为正常女性也会有部分人的卵巢是"多囊"的，常见于青春期初潮后的女孩和一些年轻女性，这些人如果月经正常，没有其他多囊卵巢综合征的特征，就不是多囊卵巢综合征。但是多囊卵巢综合征的患者大多会有卵巢"多囊"。

为何貌似简单的月经不调却被说成是多囊卵巢综合征

你知道正常女性为何会有规律的月经吗？本书有关章节已经有详细解释。女性生理成熟的标志就是规律的月经来潮，那是由于正常女性有规律地每月排卵一次，排卵的时候子宫为怀孕做好了准备，就是为卵子受精后在子宫种植准备好土壤（虽然绝大多数女性一生中怀孕的次数屈指可数，但每个月的生理状态都要演练一遍受孕的准备），如果没有受精卵种植，这些准备好的土壤（即子宫内膜）就没有用了，于是便被清理排出成为月经（顾名思义每月一次）。而多囊卵巢综合征最早出现的问题是排卵障碍，没有排卵，子宫内膜就没有上述的每月一次的"土壤准备—清理排出"的周期性规律变化，于是就没有月经而表现为不规则出血（也就是月经不调），同时也会有不孕的问题。

为什么会出现排卵障碍呢？多囊卵巢综合征的发病原因尚未完全明了，目前所知其发病与遗传、生活方式等因素有关，其病根在生命早期就已经种下了。这些女孩往往有雄激素水平高、易胖的特点，到了青春期，该排卵的时候卵泡发育受阻，不能发育成熟并排卵。因此，多囊卵巢综合征的患者除了月经不调、不孕之外，往往还有雄激素水平高的表现，如面部、背部有痤疮，唇周、乳房、上臂、大腿和身体中线部位出现过多的毛发，代谢异常（肥胖、BMI高、腰围粗）等。

不胖也会有多囊卵巢综合征吗

并非每一个多囊卵巢综合征患者都有以上全部的表现，每一个患者有其各自的特点（医学上叫"异质性"），但一些基本的改变是共有的，比如排卵障碍导致的月经不规律和不孕。不胖的患者也可能有高雄激素血症或腰围粗或化验指标异常等表现。要注意的是排卵障碍或者高雄激素血症并不是多囊卵巢综合征独有的表现，其他疾病也会有这样的表现。因此，医生在诊断之前还要做一些特定的检查来排除其他疾病。

多囊卵巢综合征能痊愈吗

我经常听到有患者说吃了药后月经就正常了，但一停药又被打回原形。不少被诊断为多囊卵巢综合征的患者都会问道：这个病能痊愈吗？治疗多久才能好呢？当被告知这是一个慢性病且需要长期管理的时候，人们往往会不解或不能接受，怀疑医生唬人，不就是月经不调吗？当人们对一件事感到彷徨或沮丧时，往往是因为对整件事不了解或心中无底、心中无望；当人们了解了治疗的总体策略后，知道近期怎么做、长期怎么做，心中有底就会淡定、从容。

简单来说，多囊卵巢综合征的治疗并不难，完全可以控制，但需要长期管理。

如前文所述，多囊卵巢综合征是由体质的特性引起的，治疗、用药期间可以矫正这些特性所引起的表现，但不能去除这种体质固有的代谢模式，一旦停药这些原本的特性就像被外力按在水底的葫芦，一旦没有了按压就会立刻浮上来。

有这种体质特性的人要学会与之"和平共处"的"战略和战术"。战略上是持续性管理以预防或延缓远期并发症的发生；战术上是分阶段控制多囊卵巢综合征带来的问题。具体来说，如果近期无生育要求者（如青春期或未婚女性）以调整月经为主；对有生育要求者促生育治疗，如促排卵、辅助生育；对有肥胖、代谢异常者矫正代谢异常；长期管理是定期复诊（一般建议每年复查一次）、监测疾病发展情况再做针对性的干预，还包括在医生的指导下控制饮食、运动锻炼、体重管理。如果有条件，选择一位相对固定、了解自己病情的专科医生对自己的健康进行长期管理会更好。

治疗多囊卵巢综合征为何常用避孕药

医生常常给多囊卵巢综合征患者用短效口服避孕药。有些姑娘及其家长的第一反应是"我不需要避孕啊！"或者羞恼地打一个大大的问号——为何让我吃避孕药呢？大家先别急，先了解一下短效口服避孕药，药丸里藏着雌激素和孕激素（就是女人月经周期里自身会产生的性激素），而且是根据月经周期的自然特点搭配起来的。多囊卵巢综合征的排卵障碍就造成患者自身产生的性激素失衡，避孕药里含有的雌、孕激素正好可以调节和弥补体内激素的失衡，用药后就可以有规律地来月经。除了调节月经外，短效口服避孕药还可以在月经量特别大的时候用来止血和调整月经周期；可以减少月经量，减轻痛经；还有降低雄激素水平的作用，因此短效避孕药可以用来"灭痘"，减少多毛的情况，达到美容的效果，甚至有些避孕药的说明书上，明明白白写着适应证有痤疮。因此有人建议给避孕药改名为"调经片""痛经药""战痘丸""除毛剂"等。短效避孕药的好处是如果哪天打算怀孕了，把这个周期的药吃完之后，下次月经来了，就可以去试孕了。它不会影响后续的生育，除非你的身体出现新的状况；也不会增加胎儿畸形的风险，即使是孕早期不小心吃了几颗也没有关系。

短效口服避孕药的别名和好处还不仅有这些。通过大规模的人群调查发现，短效口服避孕药可以减少卵巢癌、子宫内膜癌和结直肠癌的风险，对于大家害怕的乳腺癌，也不会明显增加风险。当然，短效口服避孕药不能作为常规药物来防癌，只能在发挥其他作用的同时，记得它还有这些好处。

短效口服避孕药，需要每天连续服药，直至用完一盒，就因为它是短效的、在体内代谢太快了。漏服药就会导致体内药物浓度下降，有可能出现不规则阴道流血。

为何有的多囊卵巢综合征患者要用治疗糖尿病的二甲双胍

要回答这个问题我们得从头说起，多囊卵巢综合征其实并不全是卵巢惹的祸。患者的体质往往有一个特性——胰岛素抵抗。胰岛素是人体内产生用来调节血糖的激素。食物吸收后转化为葡萄糖进入血液，血糖会升高，这时人体产生的胰岛素会促进人体的组织利用或者储蓄血糖，从而使血液中的葡萄糖降低到正常水平，可以说胰岛素像指挥交通的警察指挥交通一样指挥或者疏导血糖的流通。胰岛素抵抗就如交通要道上的人抵制警察的指令，不听指挥会出现交通堵塞。人体组织对胰岛素的指令不敏感，血液里的葡萄糖就会疏导不利，从而导致血糖升高，这时需要产生更多的胰岛素（出动更多警察）才能维持血糖正常，胰岛素抵抗发展先是出现糖耐量异常（即空腹血糖正常，增加糖的摄入后血糖水平升高，这种情况属于糖尿病前期），久而久之胰岛素的调节作用越来越弱，最终就会进入糖尿病的阶段。胰岛素抵抗也是糖尿病、高血压及冠心病的苗头"生长"的共同土壤，最终会导致糖脂代谢异常、中心性肥胖、心血管疾病等一系列远期并发症。肥胖的多囊卵巢综合征患者更容易有胰岛素抵抗，但也并非其专属，研究发现仍有

30%非肥胖的多囊卵巢综合征患者存在胰岛素抵抗。

二甲双胍是什么？降糖药？不是！它是胰岛素增敏剂。口服二甲双胍可以帮助增加胰岛素敏感性，改善胰岛素抵抗，从而纠正糖尿病前期症状和代谢综合征。当然，中高强度的规律运动和饮食调整也可以改善胰岛素抵抗。显然，用二甲双胍的目的是帮助有效地扭转胰岛素抵抗，纠正糖尿病前期症状和代谢综合征，避免或延缓其发展，还可以帮助控制体重。

有人问网上说的卵巢打孔手术是否可以根治这个病

相信各位读者读了上述内容后，就会了解多囊卵巢综合征并不全是卵巢"惹的祸"，它是一个全身性的内分泌代谢异常疾病。卵巢打孔手术是在腹腔镜下，用电针破坏一些卵巢组织，也就是破坏一些释放雄激素的组织，使得卵巢产生雄激素暂时趋于正常。如果适应证选择合适（这种手术在肥胖的多囊卵巢综合征患者中疗效差），部分人经过卵巢打孔，在随后的1年内，可能会有自然排卵。所有手术都存在破坏性，卵巢打孔手术除了其创伤性外，还有可能破坏卵巢储备、术后并发盆腔粘连，以及效果仅持续1年左右，此后病变又如故。因此，卵巢打孔手术仅作为治疗不孕患者的二线治疗方案（即药物治疗无效时可考虑选用），临床医生会结合具体情况评估手术的利与弊。况且，多囊卵巢综合征患者采用辅助生育技术助孕效果较好，也为生育问题的解决提供了更无创且疗效更佳的选择。目前，临床上已经很少采用卵巢打孔的方法。

该术式在20世纪应用得较多，近20年，随着对疾病认识的提高和治疗手段的发展，卵巢打孔手术治疗由于创伤性和疗效维持时间短已经较少使用。

年轻暂没有生育要求，只有月经不调，可否先不管它，等到要怀孕的时候再治疗

有的年轻女孩觉得月经不调、季经或闭经都可以忍受，暂时又没有生育计划，去医院看病挺麻烦的，就不管了。

殊不知，多囊卵巢综合征对女性的危害不仅仅在于排卵障碍所致的月经不调、不孕，长时间不排卵、稀发排卵，子宫内膜长期处于增生状态，容易出现子宫内膜增生过长，严重者可能导致子宫内膜癌；我自己诊治的最年轻的出现子宫内膜癌的多囊卵巢综合征患者年仅21岁，令人非常痛心。同时，多囊卵巢综合征的糖脂代谢异常进行性发展可能导致糖耐量异常、高脂血症，若不加以干预，日后可能发展成为糖尿病、冠心病、肥胖等。等到要怀孕时，机体内环境紊乱是不利于受孕的，这也是多囊卵巢综合征患者不孕、做试管婴儿胚胎移植后难以着床、流产率较高的众多因素之一。即使没有生育要求，也是需要及时治疗的。

在病症还很轻时，如仅仅是月经不调或闭经的时候，治疗用药还是很简单的。现在不少女孩仅是为了"祛痘"都懂得自己买短效口服避孕药，可见人们对生活质量的要求日渐提高，为了维护健康，真的要从小做起。

1. 多囊卵巢综合征是一种内分泌代谢异常的慢性病，也是常见病。

2. 多囊卵巢综合征的表现包括月经不调甚至闭经、不孕、高雄激素血症（如痤疮、多毛、肥胖等），但并非每个患者都有以上全部表现。如果不治疗，疾病不断发展有可能导致糖尿病、高脂血症，甚至子宫内膜癌等。

3. 由于多囊卵巢综合征是慢性病，对付这个疾病的策略是分阶段治疗（没有生育要求的阶段主要是调月经；有生育要求的阶段主要是促排卵助孕）、长期管理（定期复诊，有针对性地处理问题）。

4. 保持健康的生活方式、坚持锻炼、均衡饮食有助于控制多囊卵巢综合征。

5. 只要了解并遵循以上对策，与多囊卵巢综合征"和平共处"完全可以成为现实。有多囊卵巢综合征的姑娘一样可以生育，可以健康生活。

（杨冬梓）

子宫内膜异位症和子宫腺肌病——"一迷失成千古恨"

子宫内膜异位症，即子宫内膜出现在不该出现的地方所引起的一系列病症。而子宫腺肌病，则是另一种特殊类型的子宫内膜异位症，即子宫内膜出现在子宫壁的肌肉层内所导致的一系列问题。让我们先来了解子宫内膜的正常位置及其"异位"的危害。

🏷 子宫内膜的正常位置和子宫内膜"异位"的危害

子宫内膜的正常位置

子宫内膜的正常位置衬于宫腔内表面（图4-2-1）。子宫内膜是胚胎在子宫里种植、扎根的"土壤"。初潮后的女性如果没有怀孕，每个月经周期子宫内膜都会脱落，连同内膜剥

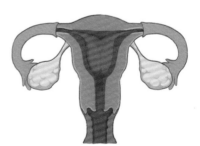

图4-2-1　子宫内膜位置示意图
（宫腔内红色层为子宫内膜）

脱、出血排出体外即为"月经"。月经后新的一层子宫内膜又修复子宫腔表面，每个月新旧交替，为胚胎着床做准备。

子宫内膜异位症

当子宫内膜出现在子宫腔以外的地方，比如卵巢、腹腔、子宫壁肌层内时，"异位"的子宫内膜仍然每个月剥脱出血，由于这些"异位"的位置没有"经血"排出的通道，只能在原处停留的"经血"引起局部的组织反应形成结节、肿物，不仅会引起疼痛，如痛经、性交痛、肛门坠痛、腰痛甚至囊肿破裂急腹症等，还是不孕的常见原因。这一系列的症状就是子宫内膜异位症或子宫腺肌病所"惹的祸"。

子宫腺肌病

子宫腺肌病是内异症的一种特殊情况，正常情况下的子宫壁肌肉层里是没有子宫内膜的，当子宫内膜混入子宫肌层，子宫肌层因为异位的子宫内膜周期性剥脱出血使所在子宫壁的部位增大、增厚、变形，引起逐渐加重的痛经和经量增多，同样也引起不孕或反复流产。

因此，内异症和子宫腺肌病带来的危害主要有两点：疼痛，不孕不育。

内异症的"疼痛"轻重不一，个体差异大，而且疼痛的程度与病灶大小并不成正比。即使很小的病灶也可以引起很严重的疼痛；反之，较大的病灶并不一定有很明显的自觉不适，甚至有的人是在卵巢子宫内膜异位症（也称"巧克力囊肿"）破裂引起急腹症紧急手术中才发现是这个病。疼痛可能在活动时（如同房）发生，也可能在月经期发生。内异症引起疼痛的原因主要是流血、炎症刺激、压迫和/或刺激盆底神经，身体的激素环境也会影响痛觉，在月经前和月经期特别容易感受到疼痛。

内异症导致的另一不良影响——不孕不育。

内异症导致不孕不育的原因主要有两个：一是改变盆腔结构，阻碍精子与卵子相遇，导致不孕；二是导致慢性炎症，给卵巢、输卵管、子宫带来严重损害，影响卵泡发育、受精及着床等一系列正常受孕行为，导致不孕。

简而言之，子宫内膜本是子宫里养育胚胎的"沃土"，"一迷失成千古恨"，迷失到子宫腔以外的子宫内膜变成了"遭人恨"的祸根。

内异症和子宫腺肌病都是慢性病

既然内异症的危害与子宫内膜每次月经期的剥脱、出血有关，也就不难理解，只要女性还有月经来潮，该病的发展就会持续。因此，我们说内异症和子宫腺肌病都是慢性病，所谓慢性即长期存在并持续进展，对内异症的治疗也因此变得漫长。待女性绝经后（包括自然绝经和人为绝经），不再有月经来潮，正常的子宫内膜和异位的子宫内膜都会萎缩，内异症也就不再发展，症状随之减轻或消失；但有些"异位"到盆底肛门周围的子宫内膜形成的病灶（我们称"深部子宫内膜异位症"）对局部的刺激症状可能还会持续。在女性特殊的生理时期——妊娠期，因为妊娠时期的子宫内膜集中精力在养育胚胎，没有周期性剥脱、出血，异位的子宫内膜也就随之"按兵不动"，内异症症状暂时得到缓解，但分娩后一旦恢复月经，内异症又将卷土重来。

如果已经诊断为内异症，我们首先需要在心理上做好"持久战"的准备，其次要在医生指导下对付内异症。

没有痛经就没有内异症吗

没有疼痛（痛经）就肯定没有内异症吗

答：不！没有疼痛，也可能有内异症。内异症的疼痛与病灶所在的位置有关，如果病灶远离痛感神经，则可能没有疼痛。

疼痛轻微表示内异症程度轻吗

答：同上道理，患有严重内异症的人可能症状很少甚至没有疼痛，某些疼痛无法忍受的女性最终发现内异症病灶的可能性却很小。因此，疼痛程度与病灶大小不成正比，这是内异症的表现特点。

有不少女性因为不孕不育进行腹腔镜检查时才发现患有内异症，因此，对于不明原因不孕的女性，医生往往会建议行腹腔镜检查，或者选择辅助生殖技术。

子宫内膜怎么会"异位"？可以预防吗

导致子宫内膜"异位"的原因有很多，有先天的遗传因素，也有后天的人为因素。先天的遗传因素，我们无法避免；但后天的人为因素，我们可以尽量避免。

有哪些行为需要尽量避免呢？

注重性生活卫生，经期避免性生活；学会有效的避孕方

230

法，避免人工流产或引产，尤其是避免多次人工流产或引产，这一类手术将大大增加发生子宫内膜异位的风险；不在月经前进行手术操作，当然，这一条需要医生严格把握，我们听医生的话就好；还有一种很特殊的情况，经血流出通道先天异常（例如闭锁或狭窄），导致一来月经就出现（严重）腹痛的情况，或者到了该来月经的年龄（通常在12岁，最晚16岁）没有来月经而是出现规律的腹痛症状，这就需要及时看诊治疗。

上述行为正是我们为预防子宫内膜异位所能做的！

内异症的治疗

认识了内异症长期存在的特点，我们的治疗策略就要"论持久战"。简单地说，治疗原则是"长期管理，阶段性地调整治疗方案，定期复查"。虽然不同部位、不同症状、不同年龄段的内异症治疗方案有所不同，但基本原则不变。

药物治疗

药物治疗内异症的原理是模仿绝经期/妊娠期，让卵巢得到休息，使月经量减少，或者人为造成闭经状态（即无月经周期，让在位和异位的子宫内膜都静止下来），无论用哪一种药物，如果暂时不安排生育，一般建议持续用药。如果需要生育可停药。停药一段时间后，可能是半年也可能是9个月（这只是一个大概的平均时间），超过一半的内异症会卷土重来。因此，一旦明确是内异症或高度怀疑内异症，应尽早开始药物治疗。

下面列举几个关于内异症治疗方面的常见疑问，希望能解除大家的疑惑

◎ 问：内异症都需要手术吗？

答：内异症的具体情况用"千人千面"形容毫不夸张，治疗方案也各不相同，因此，内异症患者并不是都需要手术治疗。

我们需要了解手术治疗的目的是什么？共四个目的，一是明确诊断，即医生通过患者的症状、妇科检查结果、B超检查结果或抽血化验结果等初步判断是内异症，但是尚未确诊。手术将病灶的组织切除送病理检查，最终明确诊断；同时手术中还可以对病变的严重程度、对生理功能的影响进行评估和判断。二是去除病灶，即降低病变的影响。三是恢复正常的盆腔结构。四是促进生育。对于病灶在卵巢的内异症女性来说，切除病灶的同时也意味着丢失卵子，降低生育力。因此，内异症是否要手术，需要具体情况具体分析。

◎ 问：内异症做了手术是不是就治好了？

答：做完手术并不意味着内异症治疗已经结束。由于内异症的特点，手术不易把病灶完全清除干净，疾病的复发机会非常高，手术后一定要认真吃药进行长期管理，并且定期复查，以预防或延迟内异症的复发。

对于还打算生孩子的内异症女性来说，长期管理避免复发及继续进展更加重要！关于怀孕与内异症之间的"纠葛"，请见本节"内异症女性该如何备孕"。

◎ 问：青春期也有患上内异症的可能吗？

答：有可能。不少成年内异症患者诉痛经或慢性盆腔痛始于青春期。有报道称在有盆腔痛的青春期女孩中有25%～45%

被诊断为内异症；也有报道称青春期女孩的内异症患病率约为6%。对于青春期的女孩，如有痛经或盆腔疼痛症状，要警惕内异症的可能，还要注意排查先天畸形。因此，建议及时看诊，尽早开始药物治疗。治疗的目的除了控制疼痛，还要将内异症可能带来的远期不利影响，比如成年后的不孕不育减至最低，最大化地保护女孩的生育能力。

◎ 问：快绝经了，内异症是不是就不用治疗、也不用复查了？

答：不是！快绝经的内异症女性，内异症引起的疼痛有减轻的趋势，但仍需要定期复查，主要是警惕恶性肿瘤的发生。一些深部内异症的患者在绝经后仍在相当长的时间里有疼痛，如果绝经后疼痛仍未缓解或疼痛已经减轻后又有加重，就要及时检查并了解疾病是否出现了变化。

◎ 问：子宫内膜异位症会恶变吗？

答：据报道，子宫内膜异位症的恶变率低于1%。虽然低，但是内异症女性定期复查仍是必要的，尤其是在短期内症状加重或病灶迅速增大的情况下更要及时就医检查。

内异症女性该如何备孕

常常有内异症女性问她们是否可以和普通女性一样备孕，还是需要借助试管婴儿，或是需要先做手术呢？

如果是已经努力备孕了一年都没有怀孕的内异症女性，就是不孕症患者了，需要按照不孕症的诊治流程把可能影响生育的因素检查一遍，包括"种子"的质量和数量（太太的年龄、卵子的数量，先生的精子情况）、输送管道的通畅性（输卵管通畅性检查）、土壤是否肥沃（子宫的情况）；同时，内异症的具体程度也需要明确，包括既往治疗经过、是否有手术史、是否有卵巢囊肿、是否有子宫腺肌病，这些情况将是决定不孕症夫妇治疗路径的"红绿灯"。

如果还年轻（年龄小于35岁，通常意味着卵巢储备良好），且从未因内异症做过手术，尚没有明确输卵管是否通畅，男方精子检查结果正常，可以先做输卵管造影和三维彩超判断内异症对生殖器官和输卵管的影响，判断是否有可能自然怀孕；如果情况好，可以每个月监测排卵，适时安排同房，积极争取怀孕。如果检查显示输卵管欠通畅甚至堵塞，可以直接选择试管婴儿技术助孕，或者选择腹腔镜和宫腔镜检查。腹腔镜手术中将会对内异症的情况进行评分（专业名词为内异症生育指数，EFI），评分越高，成功怀孕的概率越高，若评分为5分，同时先生的精子够强壮，术后可以努力半年尝试自然怀孕，若半年未成功怀孕，则需要积极寻求辅助生育帮助；若评分为4分，建议术后直接进入试管婴儿技术助孕；若评分高，但先生的精子不够强壮，或者夫妇十分担心自然受孕不成功，也可直接进入试管婴儿技术助孕。

如果年龄大于35岁，同时还有其他影响生育的因素，例如先生的精子不够强壮，或者输卵管不够通畅，可直接进入试管婴儿技术助孕。

对于已经做过一次手术的内异症女性，无论是年轻还是高龄，建议积极进行试管婴儿技术助孕，这是目前全世界公认的最有效的助孕方法，切不可重复手术，因为"留得青山（卵巢）在，不怕没柴（卵子）烧"，重复手术可能会让卵巢储备大幅度下降，只有卵子在，才会有怀孕的可能。

如果是深部内异症患者，手术并不是首选的治疗方案，试管婴儿技术仍然是助孕的首选项。

如果是子宫腺肌病患者，且够年轻（年龄小于35岁），子宫腺肌病病情较轻，同时不存在其他阻碍怀孕的因素，可以药物治疗3～6个月后尝试自然怀孕，但只可"浅尝"（短期自然试孕），未成功受孕则应积极进入试管婴儿周期。

如果刚开始计划怀孕，尚不能诊断不孕症，需要先评估种子的质量和数量（太太的年龄、卵子的数量，先生的精子情况），再根据卵巢储备高低决定助孕方式。

如果是找不到明确原因的不孕症夫妇，需要排查内异症的可能，腹腔镜检查是首选方案；但如果B超检查怀疑是卵巢内异症，则需要先进行卵巢储备水平的评估，谨慎选择手术。

本节要点

1. 用四个字概括内异症——复杂、多变。但万变不离其宗，离不开"疼痛"和"不孕不育"两大特征。

2. 患上内异症不一定都需要手术，尤其是已经做过一次手术但还有生育计划的女性，不建议再次手术，尽快进行试管婴儿才是最佳助孕方案。

3. 内异症的治疗重在"长期坚持"，手术治疗并不是内异症的"终结者"。长期服用短效口服避孕药或孕激素类药物才是最长期、最有效的控制内异症的方案。

（李卉）

子宫肌瘤的"千姿百态"

　　子宫肌瘤，全名是子宫平滑肌瘤，也就是长在子宫平滑肌上的良性肿瘤，是女性生殖器官上最常见的良性肿瘤，大约每五位女性中就有一位查出子宫肌瘤。有人会"谈瘤色变"，一提起肿瘤，就吓得不轻。需要澄清的是，良性肿瘤与恶性肿瘤的性质有天壤之别。与恶性肿瘤不同，良性肿瘤不会发生远处转移，且生长缓慢，不会无限制增生，侵袭生命而致命。

　　那么，子宫肌瘤会带来什么样的症状及影响？是不是得了子宫肌瘤都需要做手术切除？子宫肌瘤长在孕育胚胎和产生月经的器官上，不言而喻，其主要影响是对月经和生育的影响。但是肌瘤在子宫上的位置不同、大小不同、个数多少不一、患者的年龄不同，带来的影响也不同，是一个极具"个性化"的肿瘤。同是子宫肌瘤患者，出现的问题可能并不一样，可以说是"千姿百态"。

子宫肌瘤的表现

子宫肌瘤最常见的表现可能是没有症状，很多女性是在体检做B超检查的时候偶然发现子宫肌瘤，也有的肌瘤不声不响地长大到在腹部能摸到时才偶然被发现。

如果把子宫肌瘤比作一个"孩子"，它可以很安静，完全没有存在感，直到体检的时候才被发现；也可以很顽皮，让你月经紊乱，常常表现为月经量多或经期延长；肌瘤也可以潜伏很长一段时间，长得足够大，便开始压迫附近的器官，压迫膀胱引起尿频，压迫直肠引起便秘；或者在妊娠期，发生充血、变性，也被称为"红色变性"，引起疼痛；也可以一直不温不火，不产生严重的症状，可能会有点隐隐的不适；或者月经稍微有点异常；或者白带增多；或者下腹坠胀，腰背酸痛；这时人们往往以为是自己劳累所致而忽略其存在的可能性。也可以等到妊娠期，个头变大才被发现，等分娩后，子宫恢复到正常大小时，它又不见了。

子宫肌瘤的不同表现与其所在的位置、肌瘤本身的大小及有无变性有很大的关系。子宫肌瘤常常为多个，同时有几个肌瘤在子宫的不同部位生长的情况不足为奇。多数子宫肌瘤直接带来的症状通常并不会引起多大的危害，但引起的并发症可能会带来不良影响，例如子宫黏膜下肌瘤或引起子宫腔变形的子宫肌壁间肌瘤导致不孕或流产，或者长期月经过多引起贫血等；肌瘤压迫输尿管使尿道受阻，造成输尿管扩张甚至肾盂积水等（图4-3-1）。

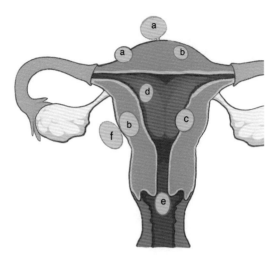

图4-3-1 不同位置的子宫肌瘤示意图

注：a.子宫浆膜下肌瘤，b.子宫肌壁间肌瘤，c.子宫黏膜下肌瘤，d.带蒂的子宫黏膜下肌瘤，e.宫颈腺肌瘤，f.子宫阔韧带肌瘤。

子宫肌瘤产生的原因

子宫肌瘤产生的原因并不清楚。目前认为肌瘤的发生与雌、孕激素相关，也可能与种族及遗传相关。

子宫肌瘤的治疗

常见问题答疑

◎ 问：得了子宫肌瘤，是不是都需要手术切除？

答：非也。手术主要用于症状严重者，需要根据患者的症状等因素来决定。

◎ 问：得了子宫肌瘤，如果不切除，会恶变吗？

答：子宫肌瘤恶变的概率非常低，是0.4%～0.8%，也就是1 000位中可能有4～8位。建议子宫肌瘤患者定期复查，尤其是原有子宫肌瘤的绝经后女性出现疼痛和出血，应尽快检查。

◎ 问：最佳的治疗子宫肌瘤的方式是什么？

答：答案是没有最佳的治疗方式，只有最合适的治疗方式。根据患者的年龄、症状、生育要求和子宫肌瘤的部位、大小等综合考虑。

如果肌瘤根本没有带来任何不适，则无须治疗，每3～6个月定期检查1次就好；如果发现肌瘤明显增大，或者增大速度很快则应积极看医生，做相应的处理。

如果肌瘤引起的症状轻微，我们可以用药物控制，解决好轻微症状就好，无须大动干戈。

如果肌瘤引起的症状严重，如月经过多导致贫血，或者出现严重的压迫症状，或者阻碍了受孕，或者肌瘤在短期内变化迅速，有怀疑恶变的可能，则需要果断地切除。至于是把整个子宫都切除，还是只剔除肌瘤，这就要根据患者是否还有生育需求或是否有子宫情结而定，需要明确一点的是，只要子宫还在，肌瘤就有可能复发。

还有一种情况，虽然有症状，也有肌瘤，但并不是肌瘤的责任，这个时候就需要明辨是非，千万别冲动，千万别等到做了肌瘤剔除手术后却发现症状并没有得到缓解才后悔不已。最常见的是在异常子宫出血中，不仅存在子宫肌瘤，也存在排卵异常，甚至还有子宫内膜增生，此时，医生就需要仔细分析究竟是肌瘤的责任大，还是卵巢或内膜的责任大了，并不是看见有肌瘤就一切了之。

有子宫肌瘤不适合吃什么

子宫肌瘤的发生没有规律可循，病因并不明确，没有哪种食物能预防子宫肌瘤。但我们知道子宫肌瘤的生长与雌、孕激素有关，有子宫肌瘤的女性在服用某些药物或食物前需要咨询医生，如40多岁的女性决定开始进行围绝经期激素治疗时，若有子宫肌瘤，就需要好好地咨询医生，选择合适的用药剂量，达到既可以减轻更年期症状又不会令肌瘤长大的平衡；明确含有激素的食物，如鹿茸、蜂王浆等，有子宫肌瘤的女性吃了可能会加速肌瘤长大。

当备孕遇上子宫肌瘤

有的备孕女性查出子宫肌瘤后，就会问医生是不是要先切除肌瘤才能怀孕？

答案是不一定的！要看子宫肌瘤生长的位置、大小，患者年龄，以及肌瘤带来了什么影响？

如果只是做B超检查时偶然发现的子宫肌壁间肌瘤，没有任何症状，大可不必搭理它，生活照旧，该怀孕就怀孕，该生孩子就生孩子，如果孕期出现了特殊情况，例如腹痛，记得提醒你的产科医生关注一下肌瘤是不是出现了变性。

如果是因为备孕许久没有成功，进行不孕症相关检查的时候发现了肌瘤，就需要让医生评估一下肌瘤是不是不孕症的主要原因或原因之一，如果确实是不孕症的原因。需要处理肌瘤，此时还需要考虑是选择药物治疗还是手术治疗。需要让医生评估夫妻双方的所有影响生育的因素，明确除了肌瘤这个阻碍因素外，还有没有其他的不利因素（包括卵巢储备情况、排卵是否正常、输卵管是否通畅、精子是否够强壮），通常肌瘤剔除术后至少需要等待半年（这取决于肌瘤所处的位置和大小，通常越靠近外围即子宫浆膜下，需要等待的时间越短）才能怀孕。

如果有反复流产的情况，同时又有肌瘤，同样需要让医生评估肌瘤是不是导致流产的主要原因，例如子宫黏膜下肌瘤或过大的子宫肌壁间肌瘤，这些类型的肌瘤会往宫腔内生长或导致宫腔变形，它会直接和胎儿抢占居住空间，因此，它很可能是导致流产的主要原因之一，此时就需要处理掉肌瘤了。

本节要点

1. 子宫肌瘤的表现千姿百态，处理方式极具个体化。

2. 子宫肌瘤常常没有任何症状，常在体检做B超的时候发现，因此，对于没有任何不适的身体健康的女性，每半年至1年进行1次妇科B超检查仍然很有必要。

3. 无症状的子宫肌瘤患者一般不需要治疗，定期复查即可；子宫肌瘤也可能引起月经紊乱、腹痛、腹胀及压迫症状，甚至导致不孕。

4. 有症状的子宫肌瘤患者选用药物治疗还是手术治疗，需要根据患者的症状是否严重来决定。药物可以减轻症状或缩小肌瘤体积，手术包括肌瘤剔除和子宫切除，需要根据具体情况来决定。

（李卉）

盆腔炎的病因与预防

盆腔炎，似乎是一个生活中常常听到的名字，它究竟是什么样的疾病？会带来哪些危害？哪些行为会导致盆腔炎？如何预防盆腔炎？

盆腔炎会带来哪些危害

盆腔炎，并不是骨盆发炎（关于盆腔的介绍详见"女性身体器官使用说明书"章节），而是盆腔内的器官或组织发生感染导致炎症，炎症可以局限于一个部位，也可同时累及几个部位，最常见的是输卵管炎。

若盆腔炎未得到及时、正确和彻底的治疗可导致不孕不育、输卵管妊娠、慢性盆腔痛、炎症反复发作等后遗症，严重影响女性健康。

轻微的盆腔炎可能没有症状，或者只是让人觉得白带有点异常，或者经期稍有延长；常见的盆腔炎表现有下腹痛、发热、异常阴道分泌物或异常阴道出血。腹痛为持续性或性交后加重。严重的盆腔炎，可能波及除内生殖系统以外的区域，如往前侵犯泌尿系统，导致尿路感染的相关症状，可有尿频、尿痛、排尿困难等；往上侵犯肝脏，导致肝周围炎；往后影响肠道，导致直肠刺激征。若病情严重可出现寒战、高烧、头痛、食欲缺乏等症状。

因此，可千万不要小看盆腔炎！

引起盆腔炎的原因

盆腔的自然保护伞

盆腔本身并不是一个容易受感染的地方，这得归功于它天生拥有的保护伞。盆腔不仅有结构性的保护伞，还有生化免疫性的保护伞。

结构性的保护伞，从外到内各级的生理结构包括：大阴唇自然状态下是合拢的，会遮掩阴道口、尿道口，挡住外界污染；盆底肌肉不仅帮助闭合阴道口，还能让阴道前后壁紧贴，防止外界污染；宫颈内口通常是紧闭状态，颈管分泌的黏液栓，也是机械屏障。

生化免疫性的保护伞，包括宫颈黏液栓，子宫内膜及输卵管分泌液中的乳铁蛋白、溶菌酶，还有不同数量的淋巴细胞、中性粒细胞、巨噬细胞及一些细胞因子。这些都是免疫系统的士兵，抵御外界污染的一线战士！

导致盆腔炎的罪魁祸首

凡是冲破盆腔自然保护伞的坏蛋，都将成为导致盆腔炎的罪魁祸首！

导致盆腔炎发生的病原体，包括外来病原体（主要是衣原体、淋病奈瑟球菌等）和内在病原体（需氧菌、厌氧菌），通常它们都需要一些外力帮忙打开盆腔的结构性自然保护伞，主要有以下四个方面。

◎ 不卫生的性生活、过于频繁的性生活打开了阴道口，撑开了阴道壁，直接冲击着子宫，如果伴侣还携带着导致性传播疾病的病原体，即外来病原体，那将非常容易冲破保护伞，攻下盆腔，导致盆腔炎，所以盆腔炎大多发生在性活跃时期。据报道，盆腔炎的高发年龄是15～25岁，尤其是初次性生活年龄小、有多个性伴侣、性交过于频繁及性伴侣有性传播疾病者。病原体可以通过不洁的性生活或在身体抵抗力低下时侵入生殖道。

◎ 宫腔手术操作也会打开阴道，进入宫腔，如果术前检查或术前消毒没做到位，或者手术本身的创伤导致机体抵抗力下降，盆腔炎的概率将大大增加。

◎ 上述两种路径，病原体都是在通道开放的情况下进入体内，再通过黏膜、淋巴系统或血液循环入侵盆腔内的其他器官及组织，还有一种情况不需要通道开放，不需要破坏保护伞，而是从盆腔内或下腹部其他脏器的炎症直接侵犯导致，这种通常是内在的病原体，例如大肠埃希菌。

◎ 还有一种情况，就是盆腔曾经发生过炎症，如果没有得到及时、彻底的治疗，炎症过后整个盆腔内的状况可能就像地震过后的城市一样一片狼藉，盆腔内脏器的"体质"会明显下降，自己稍有不慎（休息不好、身体抵抗力下降等），很容易再次发生感染。

  ## 如何预防盆腔炎

只要避免导致盆腔炎的罪魁祸首，就可以有效预防盆腔炎。

首先，性生活要注意卫生。

其次，学会有效的避孕方法。21世纪的女性，生育时机应该掌握在自己手中。千万不要因为避孕不到位而做流产手术，这是额外增加的手术，发生盆腔炎的概率自然也会增加。

最后，如果出现白带异常、腹痛等不适，一定要进行积极正确的治疗，避免病情延误，酿成"大祸"。

如果已经患上了盆腔炎，进行及时、积极、正确、彻底的抗炎治疗将会在最大程度上降低后遗症的发生。

本节要点

1. 盆腔炎的主要危害是导致不孕不育和疼痛。

2. 治疗盆腔炎应彻底。

3. 盆腔炎的预防应从注意性生活卫生和有效避孕上着手，人工流产将增加盆腔炎的发生机会。

4. 不孕症女性应注意排查盆腔炎。

题外话：被过度治疗的"妇科病"——盆腔积液

因为过于害怕盆腔炎带来的危害，或者一些知识更新不够的医生，会对B超报告上描述的盆腔积液非常敏感，认为只要有盆腔积液就属于异常，无论是否有症状或体征，都需要治疗。症状，是女性自己感觉到的情况，如下腹部疼痛、阴道流血、白带异常等；体征，是医生进行体格检查时发现的情况，如妇科检查有压痛等。

鉴于盆腔炎的临床表现差异很大，设置理想的诊断标准非常重要。目前我们使用的是2015年美国疾病预防控制中心的诊断标准，有下腹痛的症状，并且能排除其他原因，如怀孕相关的腹痛等，并且至少要符合一项最低诊断标准，即一项妇科检查阳性体征，如宫颈举痛，或者子宫或附件有压痛，才能诊断为盆腔炎，并给予经验性抗生素治疗。

　　如果一位女性有上述的情况，无论B超报告是否有盆腔积液，都需要及时治疗。但如果一位女性没有下腹痛的症状，或者自觉有下腹不适，但没有最低诊断标准的阳性体征，即使有盆腔积液，也不能诊断为盆腔炎。因为在正常的生理情况下是可以有少许盆腔积液的，例如在排卵后，因为卵泡破裂，卵子排出，会有少许盆腔积液，一些感觉比较灵敏的女性会在排卵后感觉到下腹部有轻微的坠胀感，这是生理现象，不会导致体格检查时的阳性体征，作为医生，应该严格按照诊断标准诊治，不应过度治疗！

（李卉）

如何走出不孕不育的迷魂阵

有研究报道，大约每7对夫妇中就会有1对受不孕不育的困扰。想生孩子却不那么顺利的女性，往往害怕自己就是那个"中签"的；初次备孕几个月后就开始焦虑了，再加上家人的催促和身边朋友们一个个报喜似的"打击"，女人们便过早地跑到医院看不孕不育，甚至还有些比较魔幻的操作，比如迷信各路"送子偏方"，从算风水方位到掐时辰再到各种奇异体位，全部都试一遍。是否能"送子"不可知，但由此引发的心理负担会严重影响生活质量。

那么怀不上孩子就是不孕症吗？如何判断自己是不是不孕呢？

备孕多久怀不上就是不孕症

规律同房1年、没有采取避孕措施但仍未怀孕，才算不孕症。目前医学上判断不孕不育的标准是男女双方未采取避孕措施，规律同房1年没有怀孕，就定义为不孕症。正常条件下，性生活频率1周2～3次，且未采取避孕措施，约85%的女性1年内会怀孕。

🏷️ 遇上不孕症该怎么办

怀孕是一个复杂的过程，既要女性提供正常的卵子，又要保证男性的精子足够给力，能够穿越万难地在输卵管与卵子"会师"，这样才有机会把"革命的果实"送进宫腔内。而这还不算完，"革命的果实"天生傲娇，会对宫腔的"装修"挑剔一番后才肯安心住下。在这个复杂的过程中，任何一个环节出问题，都有可能导致"谢谢参与，再来一次"的发生。

简易自评，看看自己是不是易孕"锦鲤"

好孕不靠"转发"，易孕体质靠自己塑造（表4-5-1）。

表4-5-1 怀孕体质自评表

项目	易孕状态	可能引起不孕的状态（建议尽早纠正，必要时前往医院检查）
月经状态	周期稳定（前后浮动7天内），无严重痛经，经血量适中	月经不调（经期不稳定）、月经周期超过35天或更长、非月经期出血、严重痛经等
身体情况	黄金生育年龄：20～32岁标准身材：身体质量指数（BMI）为18.5～23，不过胖也不消瘦BMI计算公式：体重（千克）÷身高（米）^{2}，比如身高160厘米，体重60千克，BMI=$60÷1.6^2$=23.4	女性35岁以后，尽管脸上看不出岁月痕迹，身体还是不可避免地到了"高龄"阶段，卵巢储备功能下降，备孕半年以上未孕，就应该前往生殖中心寻求帮助体重过重或过轻都不利于怀孕，特别是体重过重的负面影响更大

项目	易孕状态	可能引起不孕的状态（建议尽早纠正，必要时前往医院检查）
生活习惯	良好的作息习惯（每日充足睡眠7至8小时） 健康的饮食习惯（荤素搭配健康合理） 良好的心理状态（稳定平和，乐观积极）	长期熬夜、睡眠不足、精神紧张或抑郁都有可能损伤女性的卵巢功能
重新审视性生活	夫妻间放松享受肌肤之亲，情绪自然高涨，每周2～3次	性交痛，排卵期打卡，义务性同房，双方交流较少，无法乐在其中

不孕求助于谁

自己觉得很严重的情况，到了专业医生那里，可能是很容易解决的问题。所以，不要讳疾忌医，在自我纠正表4-5-1中容易引起不孕的状态后，仍然不能怀孕时，应当及时到正规的不孕不育门诊或生殖中心就诊，请专业的医生给予指导，也许能起到事半功倍的效果。不能道听途说，听生育过孩子的人"传经送宝"，因为每个人的情况都是不同的，经历都是不可复制的。

接受不孕不育相关检查

都说艺术来源于生活，电视剧里只要有生不出孩子的夫妻，大部分都是媳妇的问题。在现实生活中，确实会有很多女性独自前往生殖门诊就诊的情况。但生殖医生要道出真相：久怀不孕，实际上双方都可能有问题，谁都跑不掉！

假设努力一年爱的结晶仍未降临，就要考虑进行不孕不育方面的相关检查了。不孕症的诊治是一个比较复杂的过程，不孕因素众多，需要逐项排查，尽可能找到不孕的原因，对因治疗才最有效。大约有10%的夫妻双方经过全面检查后仍然找不到明确的原因，我们称之为不明原因不孕。

由于夫妻双方都要来医院检查，并且往往是多项检查，所以在整个检查和治疗期间，需要花费的时间和精力比以前的普通门诊更多，因此在就诊之前，夫妻双方需要做好充分的沟通及心理建设，充分打开内心、接受医护人员的帮助，保持良好沟通，积极配合检查，早日发现病因，早日迎接宝宝的到来。如果之前就已经做过相关方面的检查，就诊时也要带着这份资料一同前往。

不孕不育夫妇双方的检查

夫妇双方最好同时检查，推荐"男士优先"。研究表明，我国不孕不育的发生率为10%～15%，而世界卫生组织统计结果表明：不孕不育的原因中，男性方面的原因约占40%。也就是说，男性不育和女性不孕的发生率相差不大。由于男性收集精液来化验相对简单、无创、易行，因此在不孕症检查时，我们积极推荐"男士优先"。临床上不乏将女方的各种检查都查遍后仍没有发现问题时，才来查男方，最后发现男方没有精子。无精症的治疗只能借助于人类辅助生殖技术。

男方的检查

男方的检查首先是精液检验，如果发现问题再进一步深入检查。化验精子前有哪些注意事项呢?

◎ 化验精液前不要熬夜、不要饮酒,如果正在服用治疗慢性病如抗高血压的药物,要告诉医生。

◎ 化验精液的最佳时间为禁欲2～7天后,结果最准确。如果遇到妻子月经期不能同房,可以在手淫排精后2～7天,选择上午时段到医院检查,穿宽松的裤子。

女方的检查

女方的检查比男方要复杂、烦琐得多,包括问诊、妇科检查、妇科B超、输卵管造影、抽血化验(性激素、AMH等)、生殖道感染检查(衣原体、支原体、淋球菌等)等。

◎ 问诊:详细的病史询问有助于医生对不孕原因做出更快、更准确的诊断。

第一,询问夫妻的性生活情况,包括性生活频率和性生活质量,男方有无性生活困难等。

第二,询问夫妻有无既往妊娠史及相关妊娠的结局。

第三,询问月经情况,正常的月经要具备三个条件:①月经周期的长短规律(28±7天);②月经持续时间平均2～6天;③月经量正常,为20～80毫升,超过80毫升为月经过多。因为一般来说,月经正常,提示排卵功能可能是正常的(极少数情况下月经规律而无排卵,如多囊卵巢综合征)。如果有明显的痛经,并且一年比一年重,要警惕是否患有子宫内膜异位症,医生可能会建议女性进行相关的检查,如盆腔触诊或检查血清CA125水平,这一项检查要在月经干净的情况下检测才准确。

除了问月经,还要了解既往的内外科疾病史,如肺结核病史或阑尾炎病史,既往的这些疾病可能会影响盆腔的解剖,影响输卵管的通畅度；还有既往的甲状腺病史等。总之，在繁忙的临床工作中，医生无意窥视患者的私生活，详细地询问病史完全是为了获得更多详细的信息，为了尽快诊断不孕的原因。

◎ 体格检查和妇科检查：除了必要的病史采集外，还要做必要的体格检查，医生还会关注身高和体重，因为过重或过瘦都可能在不孕症的治疗中产生负面的影响。医生会关注血压，特别是肥胖的患者，更加容易发生血压升高，甚至已经被诊断为高血压病。还有医生会触诊甲状腺（就在气管中段的位置），因为甲状腺功能和不孕症以及自然流产都有着密切的联系。医生还会关心患者身上的毛发分布，进行盆腔检查，特别是存在性交痛的患者在盆腔检查时可能通过阴道触诊到盆腔内的内异症触痛性结节，对于明确诊断有重要的参考价值。

◎ 超声：超声是医生的另一双眼睛，可以比较直观地看到子宫腔有没有息肉或肌瘤，或者子宫肌壁有没有肌瘤或腺肌瘤等，有没有单角子宫、双子宫；还可以看到双侧卵巢的情况，如有无囊肿及囊肿的性质、卵巢内卵泡数的多少；在输卵管有比较明显的积水的情况下，还能看到输卵管积水，很快明确不孕的原因。有时候，医生会建议做三维彩超，更能准确地显示有疾病的地方，如单角子宫、双子宫或肌瘤与子宫腔的位置、关系等。

◎ 抽血化验：医生还会进行一些必要的血液学检查项目，如卵巢功能的评估，包括AMH、月经第2～4天的激素六项检测（又叫性激素六项检测）、甲状腺功能全套检查（包括甲状腺抗体）、生殖道衣原体感染等指标的检查。

◎ 输卵管造影：经过初步检查后，如果丈夫的精液参数基本正常或轻度异常，夫妻双方从来没有怀过孕，医生会建议进行输卵管碘油造影或超声造影以明确输卵管是否通畅，输卵管伞端和盆腔有无粘连。如果B超提示子宫腔内膜的回声不均匀或提示有息肉或有宫腔粘连的声像，医生可能会建议进行宫腔镜检查，可以起到"一举两得"的功效，一方面可以处理宫腔内的病变，另一方面可以检查输卵管是否通畅，只不过这种情况下只能判断输卵管的管腔是否通畅，无法知道输卵管伞端和盆腔是否有粘连。所以，在输卵管功能的评估方法中，输卵管造影和腹腔镜下输卵管通液是最准确的检查。

进一步精密检查

◎ 染色体检查：在不孕夫妇中，染色体异常的概率在4%～8%，所以，对于不孕夫妇，特别是曾经有过自然流产史的夫妇，一定要进行染色体检查。

◎ 自身免疫学检查：在某些特殊的情况下，医生可能会建议患者进行更加详尽的检查。比如有一种不孕叫免疫性不孕，需要检查常见的自身抗体，如抗核抗体（ANA）、抗心磷脂抗体（ACA）、狼疮抗凝物（LA）等。

◎ 代谢评估：对于肥胖或有糖尿病家族史的患者，医生还会建议评估糖代谢和脂代谢情况，可能会进行糖负荷试验，就是医院会给患者喝定量的、提前准备好的、一定浓度的葡萄糖水，在喝糖水前后进行2～3次抽血，检测血糖和胰岛素，以便提早发现糖代谢或胰岛素代谢异常，这些异常也会参与不孕症的形成，并直接影响不孕症的治疗效果，所以肥胖的"威力"不容小觑。

◎ 其他检查：如果有性生活（超过2年），建议同时行宫颈癌筛查（HPV+TCT）。

◎ 腹腔镜：如果经过输卵管碘油造影或超声造影明确输卵管腔有狭窄，或者输卵管伞端和盆腔有粘连，结合年龄、不孕年限及卵巢功能，医生可能会建议患者进行腹腔镜手术，经过手术处理，大约有一半的患者可以自然妊娠。

◎ 宫腔镜：如果B超提示子宫腔内膜的回声不均匀或提示有息肉或提示有宫腔粘连的声像，医生可能会建议进一步的宫腔镜检查（宫腔镜就是医生的"望远镜"），可以起到"一举两得"的功效，一方面可以处理宫腔内的病变，另一方面可以检查输卵管是否通畅，只不过在这种情况下只能判断输卵管的管腔是否通畅，无法知道输卵管伞端和盆腔是否有粘连。所以，在对输卵管功能的评估方法中，输卵管造影和腹腔镜下输卵管通液是最准确的。

◎ 磁共振成像（MRI）：经过监测，如果发现激素六项检测中的催乳素水平超过正常水平的两倍，医生会建议患者进行头颅MRI检查。如果雄激素水平过高，医生也会建议患者进行肾上腺MRI检查（肾上腺是位于肾脏上方的一个小腺体，它参与了雄激素的合成）。

简而言之，不孕症的检查一定要夫妻双方同时进行，男方验精是首选。配合医生进行详细的病史采集、体格检查、血液检查、超声检查等，一定要耐心，不孕原因才会清楚。遇到医生推荐宫腔镜、腹腔镜等有创检查和操作时，一定要咨询清楚，如果有必要，建议换一家医院进行咨询。

 ## 不孕症的主要原因

理论上来说，经过医生的详细问诊、体格检查、血液检查、必要的影像学检查，不孕的原因就会明确。但是不孕的原因可能涉及夫妻双方，也可能是多种原因交织在一起的结果。我们可以把这些原因进行简单的分类，以便理解。

女性的问题

◎ 排卵的问题：不排卵、稀发排卵（月经周期超过35天）、卵泡不破裂，最常见的病因就是多囊卵巢综合征。此外，高催乳素血症、垂体肿瘤或甲状腺功能异常等也可以导致排卵功能不正常。

◎ 输卵管的问题：输卵管阻塞、输卵管狭窄、输卵管炎、输卵管积水等。

◎ 子宫的问题：子宫黏膜下肌瘤、子宫腺肌病、内异症、子宫畸形、子宫内膜粘连、子宫内膜增生、子宫内膜薄、子宫内膜炎等。

◎ 高龄：随着年龄的增加，受孕率会逐渐下降。根据排卵日进行1次性生活的情况下，20岁的女性受孕率为26％，30岁为23％，35岁为18％，到40岁就骤降为10％。女性在35岁后，卵巢储备功能降低，不孕的发生率增加，流产率增加，活产率下降；卵泡数量随着年龄的增加而减少；不良卵子质量随着年龄的增加而增加，即使做试管婴儿，也会出现受精异常、胚胎质量低下、无胚胎可用的情况。

男性的问题

◎ 精子的问题：无精症、弱精症、少精症、畸形精子症、逆向射精（常见于糖尿病患者）。

◎ 性功能问题：阳痿、射精障碍（不射精）、性欲低下等。

◎ 性生活次数少或性生活困难。

◎ 不明原因引起的不孕不育。

不孕症的原因及其治疗

排卵障碍

很多人都会认为，不会排卵就促排卵吧。听起来挺正确的，不过，只说对了一半，因为不会排卵是有一些原因的，如果没有找到原因，即使用了促排卵的药物，卵泡也不会成长或成长得不好，这样的卵子怀了孕也容易发生妊娠丢失（即我们常说的自然流产或胚胎停育）。所以，只有对因治疗才是最有效的治疗方法。那么影响促排卵治疗效果的因素有哪些呢？研究认为肥胖、胰岛素抵抗、高脂血症、高雄激素血症、FSH/LH比例失调、维生素D缺乏等都可能影响排卵。而且这些影响排卵的因素也会影响怀孕过程的顺利与否。所以，一定要有耐心，找到问题在哪里，解决以后再去促排卵，方能事半功倍。

促排卵药物要怎么使用呢？专业的事情要找专业的人来做，促排卵的药物可不能自己乱吃。想必大家也听说为了怀多胞胎而去吃"多仔丸"，结果严重腹水，最后怀到8～9周就继续不下去，不得已终止妊娠的事吧！所以，一定要在专业医生的指导下进行安全的促排卵治疗，以免导致多胎妊娠、卵巢过度刺激综合征（卵巢长大、腹水、胸腔积液、血栓，严重时危及生命）、卵巢扭转（严重时需要开刀，甚至切除坏死的卵巢）等并发症。

所以，促排卵治疗一定要在专业医生的指导下进行，把母婴安全放在首位。

输卵管阻塞

◎ 阻塞的输卵管一定要疏通吗？

如果输卵管阻塞了，怎么办？一定要把它弄通，才能怀孕吗？很多事情不是想当然地应对就可以了。有的时候输卵管阻塞是不需要疏通的，比如，男方本来就没有精子或精子很弱，即使疏通输卵管也没有用。因为精子很弱甚至无精子的情况下是要做试管婴儿的，并且是第二代试管婴儿。所以，当输卵管阻塞以后，一定要去生殖科咨询医生，医生会根据先生精液的情况，太太的年龄、卵巢功能、既往的手术史等进行综合分析，给夫妻一个能更快、更好怀孕的建议，再决定输卵管是否需要疏通。有的情况下直接做试管婴儿是更合适的选择。

◎ 输卵管疏通手术什么时候可以做？

不是随时想做这个手术就能做的，一般在月经干净后不能同房，月经干净3～7天是最合适的时间。手术前要做的准备工作包括检查白带常规是否合格，如果合格才能做这个手术。此外，还有一套术前的检查要做：血、尿常规，血型，乙肝，丙肝，艾滋病，梅毒检测等。

◎ 手术要怎么做呢？

如果输卵管阻塞发生在输卵管近端（即输卵管峡部），可以在宫腔镜或X线的引导下进行疏通。如果是输卵管通而不畅，或者输卵管伞端粘连、输卵管积水、盆腔粘连，则需要在腹腔镜下进行疏通、分解粘连等手术。介于对不孕症的评估，可以同时做宫腔镜，所以，医生经常会建议患者同时做宫腔镜和腹腔镜。

子宫问题

　　子宫是胚胎的土壤，如果土壤不肥沃，种子就发不了芽。如果子宫里长了息肉或凸向宫腔的肌瘤，就像土壤里长了杂草，可能影响胚胎的植入和生长发育，侥幸怀了孕，也有可能发生胚胎停止发育；还有进行过宫腔手术的患者，如人工流产、宫腔内子宫肌瘤摘除、产后组织或胎盘残留行刮宫术，都可能造成子宫的损伤、瘢痕化或粘连，从而影响胚胎的着床和发育。因此，这些问题就需要进行宫腔镜手术，这类手术要求医生的操作要熟练和精细，可以更大程度上减少手术的并发症，如损伤、出血、感染等。

　　通过宫腔镜检查或手术，可以帮助处理这些问题，但是如果反复做宫腔镜也可能造成子宫内膜新的损伤和感染。在临床上，我们遇到了一例进行过9次宫腔镜手术的患者，第一次是剔除子宫黏膜下肌瘤，第2～8次都是在处理第一次术后的并发症——宫腔粘连，最后子宫腔都"沙漠化"了，仅剩下星星点点的内膜，犹如沙漠里的绿洲，怎么还有机会怀孕呢？所以，要做宫腔镜一定要找有经验的医生，特别是再次宫腔镜一定要找非常有经验的医生评估后再慎重进行。

男方问题

　　◎　性功能的问题：如果男方的性功能有问题，不要害羞和害怕，需要和男科医生进行坦诚的沟通，医生一定会保护患者的隐私，不要难为情，有些问题可能是心理问题，经过医生指导后可能就解决了；有些时候可能会借助一些专业的药物。

◎ 精子功能的问题：如果是精子的各个指标，比如浓度、数目、活力、畸形率、精子DNA碎片等指标异常，一定要请男科医生进行原因排查之后再予以治疗，男方的染色体异常、性激素异常、尿路感染等，均可影响精子的质量。有些男士的精子质量会每况愈下，逐渐发展成无精症，这时候是需要请人类辅助生殖技术的帮助。

◎ 肥胖的问题：精子的质量和男性的生活作息、肥胖等很有关系，比如每天不爱动、回家就"葛优躺"、长时间玩手机、久坐、泡温泉等都可以使睾丸局部的温度升高，把精子们"热死"。所以，积极的锻炼对提高精子质量是非常有帮助的。还有"将军肚"提示腹部脂肪超标，我们知道外周脂肪可以产生更多的雌激素，会对抗雄激素的作用，影响性功能和精子质量。因此，当被发现精子质量不好时，不要太紧张，应该积极调整生活方式，锻炼减脂。

◎ 高血压及痛风等疾病的问题：目前已经明确有些控制高血压的药物，比如钙通道阻滞剂类的拜新同等可以影响精子的活力；治疗痛风的一些药物，比如秋水仙碱可以损伤生精功能，导致精子浓度降低、活力降低和畸形率增高。因此，来男科看病的时候务必告诉男科医生在使用哪些药物，医生可以建议更换治疗药物，尽量减少对精子的不利影响，也就是减少对胚胎质量的不利影响。

不明原因不孕

我经常跟患者说，有一种不孕叫不明原因不孕，这是最棘手的，大概占了不孕症患者的10%。它是指经过常规检查（男方的精液、女方的排卵功能、输卵管造影提示是通畅的）仍未找到不孕的原因。这样的患者如果做腹腔镜检查的话，可能会发现隐匿的内异症或炎症粘连或盆腔结核。所以，不明原因不孕如果不孕时间超过3年，可以进行腹腔镜手术查明原因，并予以处理；也可以进行人工授精，如果人工授精2～3个周期未孕，可根据患者的年龄、不孕年限、卵巢储备功能等综合考虑行试管助孕。

监测排卵并指导同房

监测排卵并指导同房适用于哪些人群呢？监测排卵的患者要确认丈夫的精液正常才能开始。

不明原因不孕

可以在月经第10天（从月经第一天开始算起，而不是月经干净第10天）开始进行B超监测，在卵泡直径（卵泡的两条径线的平均值）达到18毫米时，隔日同房2～3次，次日行B超检查看卵泡是否已经排出，如果排了卵就不再安排同房了。排卵后12～14天进行尿妊娠试纸检测或抽血查HCG，明确是否妊娠。

另外，如果没有时间到医院做B超，可以用排卵试纸从月经第10天开始每日进行检测，如果出现两条差不多清楚的阳性线条，安排夫妻同房，也是隔日1次，同房3次以后，测排卵试纸变成一条线说明卵泡已经排出。但是，少数情况下可能发生卵泡能长大可是排不出来，尿排卵试纸也会呈现这样的变化，所以，更加准确的方法还是同房后进行B超确认是否排卵。

排卵障碍

怀疑有排卵障碍的患者经过B超监测可以明确是否有排卵障碍，直观且准确。如果发现不排卵，医生会使用促排卵药物，在这个过程中需要密切监测卵泡的生长情况，以免多卵泡发育造成不良后果。根据B超监测的卵泡大小，指导患者同房的时机，能在一定程度上提高妊娠的概率。

有一侧输卵管通畅且不孕时间短的患者

医生可以在通畅侧的卵巢排卵的时候，指导同房，减少患者发生异位妊娠的风险。

人工授精助孕

人工授精（AI）是指通过非性交方式将精子递送到女性生殖道中，使女性受孕的一种人类辅助生殖技术。人工授精包括夫精人工授精（丈夫的精液用于人工授精）和供精人工授精（即无精症患者接受供精用于人工授精）两种。最常用的操作是宫腔内人工授精，在自然周期或诱导排卵的排卵期，将优化处理后的精子通过阴道送入子宫腔内。

哪些人可以做人工授精

人工授精要满足的条件是：女方的输卵管一侧或两侧是通

畅的；男方的精子质量不能太差，到底多差是太差，得由生殖科或专业的男科医生来判断；女方年龄不是很大，这个有相对性，一般在35岁以下成功的概率会更高一些；不孕时间不是太长，因为不孕时间越长，人工授精的成功率越低，一般不超过5年。

人工授精如何实施

在卵泡接近成熟的时候，将丈夫的精液通过手淫的方式取出来，经过专业的方法进行"提纯"优化，提取"精壮"的精子，用一根专用的很细的小管子（尖端直径约1.5毫米），将优化过的精子，通过子宫的天然入口（子宫颈口）注入子宫腔内，这样就大大缩短了精子遇到卵子的路程；如果能排2～3个卵泡，会使精子遇到卵子的机会增加，从而增加怀孕的机会。

这个操作过程简单、无痛。术后只要平卧30分钟就可以回家了，术后可以正常地生活和工作。

人工授精的成功率

一次成功的概率10%～20%。所以，人工授精建议施行3个周期，如果仍然未孕，可以转向做试管婴儿。

试管婴儿技术助孕

试管婴儿技术在诞生之初，虽然备受争议，但是这项技术确实能使那些不孕不育的家庭实现孕育的梦想，所以这项技术的发明者爱德华兹（罗伯特·爱德华兹，Robert G. Edwards）教授也因为这项伟大的"造人"技术获得了2010年诺贝尔生理及医学奖。

目前全世界有超过800万的试管宝宝诞生，中国有超过20万的宝宝诞生于试管婴儿技术，给不孕家庭带来了幸福。试管婴儿技术是治疗不孕症的高科技手段，也是"终极手段"。然而，由于它是一项高科技的技术，是一项限制性使用的"造人"技术，所以，我们人类对这项技术一定要有敬畏之心，只有当确实别无他法的时候，才能用到这个"终极手段"。

世界上第一例试管婴儿路易斯·布朗，是一个女婴，1978年出生在英国；1988年在北京大学第三医院诞生了中国的第一例试管婴儿，1996年中国的第一例卵胞浆内单精子显微注射（即俗称的"第二代"）试管婴儿诞生于中山大学第一附属医院，1998年中国的第一例胚胎植入前遗传学诊断（即俗称的"第三代"）试管婴儿诞生于中山大学第一附属医院。

什么情况需要做试管婴儿

◎ 双侧或单侧输卵管完全阻塞且不愿意做腹腔镜手术疏通，或者年纪比较大，疏通之后怀孕的概率也很低。

◎ 输卵管阻塞已经做过疏通手术，术后1年仍然未能怀孕。

◎ 盆腔手术后1年仍然未能怀孕。

◎ 排卵障碍经过门诊治疗或人工授精3个周期都未能怀孕。

◎ 不明原因的不孕经过人工授精3个周期都未能怀孕。

◎ 子宫内膜异位症术后1年仍然未能怀孕。

◎ 男方精液重度异常或中度异常合并有女方问题的。

◎ 无精症（睾丸能取到精子的患者）；睾丸取不到精子的患者合并女方输卵管阻塞可以进行供精试管婴儿。

严格来说，不孕不是一种病，而是一种社会状态，因为有的人会选择丁克。所以，根据夫妇的情况和意愿，可以和医生进行充分的讨论，最后决定是否进行试管婴儿助孕。

做试管婴儿的流程

◎ 双方要进行体检并准备结婚证、身份证。

体检的项目分为常规检查和与试管助孕成功率相关的检查。

常规的体检包括：双方血常规、尿常规、肝功能、肾功能、乙肝、丙肝、艾滋病、梅毒、血型检查；女方还要查甲状腺功能，拍胸片，照肝、胆、胰、脾、肾B超，做心电图等。

可能影响试管婴儿成功率的因素，比如染色体、免疫功能指标、胰岛素抵抗、高脂血症等。必要时还要在助孕前进行宫腔镜检查或腹腔镜手术处理输卵管积水。

我国的试管婴儿助孕的相关法规规定，进行试管婴儿助孕的夫妻，必须提供真实、有效的双方结婚证和身份证。所以，在进行助孕前需要准备好这些有效的证件。

◎ 看结果和解读结果。

所有的体检项目都不可能当天就出结果，所以，医生会安排患者1周之后回医院看结果，并针对发现的问题给予药物或治疗建议，比如控制体重、减脂等。

◎ 信息采集和制订方案。

在进入促排卵治疗周期前，所有试管婴儿助孕夫妇的身份信息和病史都必须录入电子系统，而且身份证信息是被自动读取的。

信息录入后，医生会根据女方的卵巢功能和月经周期，以及考虑女方的时间安排，给出一个合适的助孕方案。

◎ 促排卵治疗和取卵。

一般来说，经过促排卵治疗大约10天后，卵泡达到预期的大小，停止注射促排卵药物；这时，医生会安排女方于晚上注射一个叫夜针的针水，促使卵子最后的成熟，有效地控制卵泡的成熟，能够按照预期获得卵子。注射夜针后32～37小时取卵即注射夜针的次日早晨，医生会安排为女方取卵。这时候先生也需要到场，一方面是核对夫妻信息，另一个重要的方面是要来提供精子，与卵子进行配对，形成受精卵，发育成胚胎（图4-5-1）。

取卵可以是镇痛或是全身麻醉，这种全身麻醉是非常短暂的，用的药是一小支像牛奶一样的白色药液，这种药还会让人做美梦，所以俗称"快乐牛奶"。这类手术是完全无痛的，手术结束后患者就会清醒，很少会有后遗症，而且安全性也很高，很多的生殖中心都是采用无痛取卵的技术。

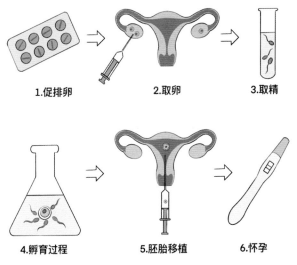

1.促排卵   2.取卵   3.取精
4.孵育过程   5.胚胎移植   6.怀孕

图4-5-1 试管婴儿助孕流程示意图

◎ 胚胎移植和妊娠确认。

如果没有禁忌证，取卵后3天如果有可利用的胚胎，就会进行胚胎移植；如果胚胎多的话，医生会建议再多养两天，发育成有囊腔的胚胎（囊胚）再移植。囊胚移植的成功率更高，但是囊胚也容易形成双胎，而双胎的并发症很多且很复杂，容易导致新生儿出现不良结局，严重的时候会出现脑瘫等残障的情况。所以，如果有优质的囊胚，都建议进行单囊胚移植，既能减少移植胚胎数，又能保证成功率。

如果有特殊情况，医生就会建议将胚胎冷冻起来。当问题解决以后再进行冷冻胚胎移植，提高妊娠的机会。

胚胎移植是一个非常小的操作，不会导致疼痛和不适。移植术后也不需要特殊的休息，不要刻意跑跳，正常生活和工作就可以了。如果工作比较累，也可以休息3～7天，医生可以帮忙出具假条。良好的心态是成功必不可少的条件。

如果移植以后出现腹痛、腹泻，或者小腹有"姨妈感"，提示子宫比较活跃，可能导致宫缩增加，会影响胚胎的着床，这种情况需要来找医生看看。

囊胚移植后10～12天，第三天的胚胎移植后第12～14天进行抽血化验HCG确认妊娠。有些特殊情况下，医生也会安排提前来验孕、安胎，比如既往有反复胎停或反复种植失败的患者。所以，什么时候回医院进行妊娠确认，各个医院也会稍有差异。

试管婴儿技术分三种（俗称三代），如何对号入座

需要澄清的是，三种试管婴儿技术并不是"三代"，也不是"代数"越高越好，三种技术适合不同的患者。

◎ 常规试管婴儿技术（俗称的"第一代"）："第一代"

试管婴儿技术又叫常规受精，适用于那些曾经有妊娠史（人工流产、异位妊娠或生育过）的患者，也就是他们的精子和卵子曾经成功结合过。因为卵子和精子必须一对一（一个卵子里面只能有一条精子进去）地结合在一起才能形成胚胎，在实验室内，胚胎师就会将卵子和精子按照一定的比例放在一起，精子会自由竞争，最精壮的那条精子最终会和卵子结合，就相当于精子和卵子的"自由恋爱"。

◎ 卵胞浆内单精子显微注射技术（俗称的"第二代"）：卵胞浆内单精子显微注射试管婴儿技术顾名思义就是将单个的精子注射到卵子内，使卵子受精结合在一起形成胚胎。为什么要这样做呢？因为精子自己钻不进去，所以大家就能理解"第二代"技术是帮助那些男性的精子数目少或功能不足以让卵子受精的情况；如果不这样做，就没有办法使卵子受精。这项技术的出现比"第一代"试管婴儿技术晚，所以叫作"第二代"，而不是它更高级。在这种情况下，就由实验室的胚胎师用显微注射技术将一条精子注射进卵子里，就像包办婚姻的"拉郎配"一样。这个时候胚胎师会用一根很细的专用针将精子注射进卵子，卵子会被"戳"一下，这是一个有创的操作，可能对卵子造成损伤，甚至死亡（图4-5-2）。所以，精子质

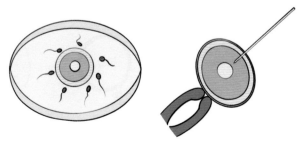

图4-5-2 第一、第二代试管婴儿技术的区别

量不好的男士，一定要配合医生的治疗，尽力提高精子的质量，不要依赖于技术，因为技术本身也会有风险。所以，大家要记住，"第二代"试管婴儿技术是不得已而为之。

◎ 胚胎植入前遗传学诊断技术（即俗称的"第三代"）：那"第三代"又是怎么一回事呢？大家可能都听说过，某家又生了一个病娃娃，生了几个都是这样，在这种情况下，要生一个健康的孩子，就需要胚胎植入前遗传学诊断技术，即"第三代"试管婴儿技术的帮助。所以，"第三代"技术的出现是为了帮助那些有遗传病的家庭。这项技术就是胚胎学家通过胚胎活检技术将没有毛病的胚胎挑出来。我国的第一次"第三代"技术的应用就是帮助了一个生育过地中海贫血患儿的家庭，通过胚胎筛选技术挑选了一个没有携带地中海贫血基因的胚胎移植到妈妈的子宫里，诞生了一个正常、健康、没有地中海贫血基因的宝宝。需要提到的是，"第三代"技术也运用了卵胞浆内单精子显微注射技术，为了胚胎检测的准确性，必须将单条的精子注射到卵子中（图4-5-3）。

所以，大家都明白了，三种技术不是代数越高就越好，反而是越高越不天然，我们希望我们所做的一切都应该是"道法

胚胎活组织检查

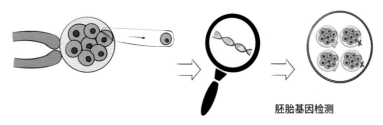

胚胎基因检测

图4-5-3　胚胎植入前遗传学诊断技术示意图

自然"，天然的才是最好的。所以，在试管婴儿助孕中，应该由医生来决定用哪一种试管婴儿技术。

随着临床技术的发展，现在的胚胎植入前遗传学诊断技术也适用于女方高龄、不明原因反复流产、IVF反复失败及某些男性因素导致的不孕不育等。

试管婴儿会有问题吗

目前的研究认为试管婴儿和普通孩子在智力上没有差异，具有正常的体格、学习和生活能力。如今世界上的试管婴儿人数已超过800万个，而中国第一例试管婴儿也已踏入而立之年，并且已经生育，过着平凡而又精彩的生活。

但是由于试管婴儿双胎的发生率可以达到30%～50%，而超过50%的双胎都发生了早产，早产儿发生低体重、脑瘫、智力障碍等问题的风险较高，但这并不是试管婴儿技术本身造成的，而是双胎甚至多胎相关的并发症。所以，要减少这些问题就要杜绝双胎，鼓励单胚胎移植，最大可能地保证生产健康的孩子。

所以，试管婴儿技术的目标是：单胎、足月、健康、活产。大家千万不要想着一次搞定两个或生个龙凤胎，因为生两个孩子需要付出的远不止两倍的心血和金钱，是高于单胎10倍以上的付出。倘若遇到一个脑瘫儿，那简直就是全家的灾难。所以，一定要听医生的建议，优质的胚胎就移植一个。

愿您能在生育的路上收获幸福和美满。

1. 不孕症是指夫妻性生活正常、没有避孕，1年仍然没有怀孕。当发现不孕后，应当去医院寻求医生的帮助，寻找不孕的原因。

2. 不孕症的检查一定要夫妻双方都进行，更推荐"男士优先"。验精的最佳时间是禁欲2～7天后。如果精子基本正常，再考虑进行女性的侵入性检查，如输卵管碘油造影或宫、腹腔镜检查。

3. 不孕的原因分为男方因素、女方因素、双方因素和不明原因不孕；针对病因治疗才是最有效的治疗。

4. 不孕症的治疗相对复杂，需要医生结合女方的年龄、卵巢储备功能（AMH）、不孕年限、过去的治疗经历和手术史、男方精子的情况综合分析后确定更加安全、高效的治疗措施。

5. 女方较年轻、输卵管通畅、精子基本正常、不孕时间短的人群，可以采用人工授精。

6. 试管婴儿技术是治疗不孕症的"终极手段"，但是我们应当严格遵守"道法自然"的原则，有指征地选择该项技术。试管婴儿技术被分为俗称的"第一代、第二代和第三代"，并非代数越高越好，而是适用于不同的病情。"第一代"适用于精子正常、能够使卵子自然受精；"第二代"是在精子质量不好的情况下人工帮助受精；"第三代"是帮助那些有遗传病的家庭能够生育健康子女的方法。具体需要哪一代，医生会根据病情给出建议。

（倪仁敏）

乳房的问题与疾病

乳房发育不丰满是为何

乳房是由皮肤、皮下组织和乳腺组成的，乳房的大小由皮下脂肪和腺体组织的量共同决定（图4-6-1）。如果没有足够的脂肪含量，丰满的乳房在哺乳后容易出现下垂。

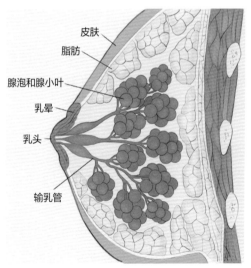

图4-6-1　乳房结构图

每个女人都希望拥有魔鬼身材和一对丰满、性感的乳房，很多因素影响着青春期乳房发育的程度，包括遗传、营养、睡眠、运动等。

一般来说，母亲乳房大，女儿乳房也会比较丰满。但是如果不注意以下几点，错过了乳房发育的好时机，乳房也可能会偏小。

充分摄入营养促进乳房发育

挑食偏食会使身体得不到足够的营养，导致身材矮小，面黄肌瘦，乳房自然也无法充分发育。维生素E可以促使卵巢的发育，提高雌激素的水平，而维生素B_2是体内合成雌激素不可缺少的成分，因此，青春期可以多吃一些富含维生素E（蔬菜、水果、豆类和坚果富含维生素E）和维生素B_2的食物（动物肝、肾、心脏、蛋类，奶类及其制品富含维生素B_2）。

高质量睡眠助力乳房发育

睡眠对乳房发育也很重要，生长激素可以促进腺体成熟，而生长激素分泌的高峰期是在晚上10点到凌晨2点，所以要养成早睡早起的好习惯，让乳房得到充分发育。

运动促使乳房发育

乳房的深面是胸肌，发育良好的胸部是胸骨平和、胸肌结实、乳房丰满挺拔而富有弹性。经常锻炼的男士拥有发达的胸肌，结实隆起的胸肌看起来像不像小尺寸的乳房呢？所以女性经常进行胸肌锻炼能促进胸部发育，使胸部肌肉变得发达健美，既增大胸部的尺寸又让乳房更加丰满、坚挺。青春期的女孩应多参加一些体育锻炼，不要错过促进身体发育的良好时期。体育运动可选择锻炼胸廓和胸肌的项目，如游泳、扩胸运动、双手拉杠、健美操、俯卧撑等，每周2～3次，一定要坚持不懈。运动不仅可以锻炼胸肌，也有助于形成良好、正确的体态。坚持做扩胸运动，能够改善含胸、驼背等不良形体，让乳房看起来更加坚挺，塑造完美的身体曲线，这样的乳房即使不够丰满也是很迷人的。

乳腺增生是病吗

乳腺增生是乳腺正常发育和退化过程失常导致的一种良性乳腺疾病，本质上是由于乳腺腺体和间质不同程度地增生及复旧不全所致的乳腺正常结构的紊乱。主要临床表现为乳房胀痛和乳房肿物。

根据病理变化不同，乳腺增生症可以分为乳痛症、小叶增生型、纤维腺病型、纤维化型和囊肿型五种类型。

乳痛症

乳痛症是最常见的乳腺增生症，突出表现是乳房疼痛。病理特点是小导管轻度扩张，小叶间质轻度增生。

小叶增生型

小叶增生型患者可触及边界不清的伴触痛的肥厚腺体，病理特点是乳腺小叶增生增多。

纤维腺病型

纤维腺病型的突出表现为乳腺内边界不清的片状肿块或圆形结节，病理为实质和间质均增生，导管扩张。

纤维化型

纤维化型患者乳房内的肿物无疼痛，病理见间质纤维化，小叶萎缩或消失，腺管变形。

囊肿型

囊肿型患者表现为乳房内出现囊肿，囊肿壁薄、光滑，移动性大，可伴有疼痛。囊肿内积蓄的液体清亮或浑浊，呈无色或黄绿色。病理为腺管和腺泡不同程度扩张，形成大小不等的囊肿样改变。

乳腺增生是青春期后育龄女性最常见的乳房良性病变，基本上所有女性的乳房腺体都存在不同程度的增生。其临床表现多样，绝大多数乳腺增生与乳腺癌无关，但是，病理活检伴有非典型增生的乳腺增生发生乳腺癌的风险会明显增加，需要引起重视。

乳腺增生没有特别有效的治疗方法，主要是对症治疗，缓解疼痛。绝大部分乳痛症患者的乳房疼痛可以通过调整心理状态和改变饮食、生活习惯来缓解，不需要药物治疗。对于伴随肿物的乳腺增生需要定期检查，建议每半年至1年做1次B超和/或乳腺X线检查，以免漏诊乳腺癌。

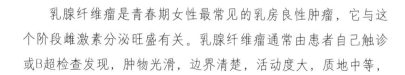 乳腺纤维瘤

乳腺纤维瘤是青春期女性最常见的乳房良性肿瘤，它与这个阶段雌激素分泌旺盛有关。乳腺纤维瘤通常由患者自己触诊或B超检查发现，肿物光滑，边界清楚，活动度大，质地中等，

富有弹性，无压痛，与皮肤无粘连。纤维腺瘤直径大部分在3厘米以内，生长缓慢，如果短期内纤维腺瘤出现增大则需要手术切除。另外，纤维腺瘤也有一定的恶变机会，肿物越大，恶变机会越高。

如何自己察觉乳腺问题

女性朋友们平时可以通过视诊和触诊进行自检。首先是视诊，最佳时间是洗澡前后。脱去上衣后双臂自然下垂，通过镜子观察两侧乳头位置是否对称，有无回缩和偏移，乳房皮肤有没有红斑、酒窝征或橘皮样外观；然后举起上肢，再次观察乳头或乳房皮肤有无出现牵拉和酒窝征。其次是触诊，可以取坐位、侧卧位或平躺，五指并拢，用手指掌面及手掌前半部分平放于乳房上触摸（不要用手指抓捏乳房，防止把乳腺小叶误认为肿块），检查乳房内有无肿块，以及肿块的大小、形状、质地、表面状态、活动度、边界是否清楚，是否疼痛。乳房自检每月1次，最好月经干净后1周左右进行，因为此时的乳房质地最软，最容易发现异常。

自检步骤

◎ 镜前观察（图4-6-2）。

（1）双手叉腰。

观察内容：乳房是否自然下垂，乳房颜色有无异常，乳房方向是否正常。

正常：乳房自然下垂，颜色均匀，乳头无溢液，局部无凸起或凹陷，乳头方向向下。

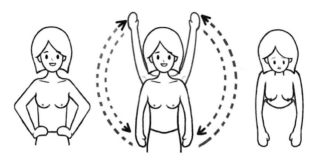

图4-6-2　镜前观察姿势

异常：双侧乳房大小或乳头高低不对称，局部凸起，皮肤红、增厚或橘皮样变。

（2）双手垂放两侧，然后高举过头，再放回两侧。

观察内容：乳房运动方向是否与双臂运动方向一致。

正常：双乳随双臂运动而升降，无矛盾运动。

异常：上举时，乳房皮肤或乳头出现牵拉或凹陷。

（3）身体前倾。

观察内容：乳房是否自然下垂，乳头是否向内收缩。

正常：双乳自然下垂，乳头无内缩。

异常：乳房或乳头出现牵拉变形。

◎ 自我触摸。

（1）姿势：乳房较大的女性可用侧卧姿势，乳房较小的女性可用平卧姿势。检查范围如图4-6-3所示。

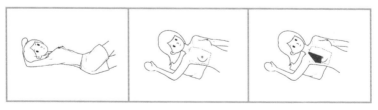

图4-6-3　自我触摸姿势

大部分的乳房肿瘤发生在乳房外上象限。检查范围应该包括所有乳腺组织及腋窝。一般用右手触摸左侧乳房，从12点方向开始，按照顺时针方向检查所有的象限，最后触摸乳头和乳晕部位，别忘了用拇指和食指轻轻挤压乳头根部，看看是否出现乳头溢液。乳房检查完成后触摸一下腋窝部位，看看是否有肿大的淋巴结。以同样的顺序用左手按照逆时针方向检查右侧乳房和腋窝。

侧卧转身姿势：检查右乳向左侧卧位，右肩放平；检查左乳向右侧卧位，左肩放平。侧卧姿势有利于检查出乳房凸出的部位，尤其适合乳房较大的妇女。

平卧姿势：用一只枕头垫在将要检查的乳房同侧的肩下。

（2）触摸方法（图4-6-4）。

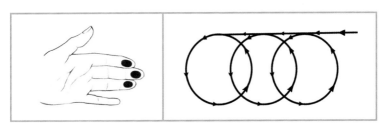

图4-6-4　触摸方法

用食指、中指及无名指的第一指节在乳房组织上做小圆圈运动（不要抓捏乳房），画小圆圈时，指甲紧贴皮肤，不要离开皮肤，可以用润肤霜涂抹乳房皮肤后进行，或者沐浴后在湿润的皮肤上触摸。

（3）以不同压力检查（图4-6-5）。

检查乳房的每一部分时，要用不同程度的压力。先用轻微的压力，再用中等压力，然后加强压力。

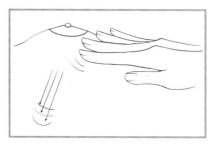

图4-6-5　触摸压力

◎　如果自检时发现下列现象，应该去医院进一步检查，明确是否真正有问题：①两侧乳房不对称，或者大小、形状发生改变；②乳头的形状、位置出现变化；③乳头有血液或其他液体溢出；④乳房皮肤突出或凹陷、糜烂；⑤乳房内触及肿块或任何硬的组织；⑥腋窝内触及肿物。

可以预测乳腺癌的风险吗

乳腺癌发生风险与以下因素有关：肿瘤遗传史，初潮早（＜12岁），绝经晚（＞55岁），初产年龄在35岁以后，无生育或母乳喂养史，长期使用雌激素类药物，绝经后肥胖，精神压力大，乳腺良性疾病手术史，等等。

在家族遗传史中，最重要的致病基因是BRCA，如果这个基因有突变，那么个体发生乳腺癌的风险高达85%，发生卵巢癌的风险高达40%。美国著名电影明星安吉丽娜·朱莉就是一位BRCA基因突变的携带者，她的妈妈因乳腺癌和卵巢癌去世时，只有56岁，她的祖母则在40多岁时因为卵巢癌去世，而她的姨母也是因为癌症去世。因此，朱莉为了降低乳腺癌的发病风险，2013年在她38岁时预防性地切除了双侧乳房，2年后又预防性地切除了卵巢。

除了基因突变风险外，良性疾病术后病理诊断为非典型增生的个体乳腺癌发病的风险也很高，曾被诊断为非典型增生的女性一定要去专科医院定期检查并咨询如何有效预防和降低乳腺癌的发病风险。

文胸佩戴与乳腺健康

长时间佩戴文胸、文胸过紧或晚上睡觉也佩戴文胸会影响乳房的血液循环，并对乳腺组织造成压迫，不利于乳腺健康。另外运动时要佩戴大小合适的运动文胸，避免穿戴有钢圈的文胸。

隆胸会影响哺乳吗

目前隆胸方法分为假体隆乳和自体脂肪注射隆乳。假体隆乳是将假体放置在乳房后间隙或胸大肌深面（图4-6-6），只要不是乳晕切口，就不影响哺乳。自体脂肪注射隆乳是将身体其他部位抽取的脂肪颗粒注射到乳房皮下或乳房后间隙，对腺体没有直接压迫，也不影响哺乳。但是10余年前，国内很多机构注射的是奥美定，曾被称为"人工脂肪"，奥美定注射到乳腺腺体内，不仅影响哺乳，还会诱发乳腺癌，须尽早取出。

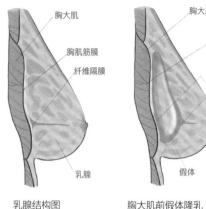

乳腺结构图

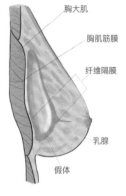

胸大肌前假体隆乳

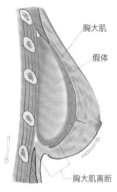

胸大肌后假体隆乳

图4-6-6　假体隆乳

哺乳会使乳房萎缩不美观吗

哺乳是否会导致乳房萎缩因人而异，跟乳房本身的大小和组成有关。乳房大，腺体致密的乳房，哺乳后乳房萎缩下垂会比较明显。如果乳房以脂肪为主，那么哺乳后乳房会恢复到哺乳前的状态，不会出现乳房萎缩不美观的情况。

本节要点

1. 女性乳房的丰满度受遗传、营养、睡眠、运动等因素影响。除了遗传因素难以改变外，女性还可以通过均衡营养、充足睡眠和适当运动改善乳房丰满度。

2. 乳腺增生是良性疾病，基本上所有女性的乳房腺体都存在不同程度的增生。

3. 平时通过视诊和触诊进行乳房自检，可以及时发现乳腺的问题。

4. 乳腺癌发生风险与以下因素有关：肿瘤遗传史，初潮早（<12岁），绝经晚（>55岁），初产年龄在35岁以后，无生育或母乳喂养史，长期使用雌激素类药物，绝经后肥胖，精神压力大，乳腺良性疾病手术史，等等。

5. 隆胸手术只要不是乳晕切口，就不影响哺乳。

（饶南燕）

妇科肿瘤：如何避免谈瘤色变

妇科肿瘤严重威胁女性的健康，人们常常谈瘤色变。因此，如何预防或早发现、早治疗妇科肿瘤，把肿瘤对女性的影响降到最低呢？且继续往下看。

🏷 妇科肿瘤的预防及早期发现

HPV疫苗知多少

◎ 什么是HPV疫苗？

回答这个问题前，先来了解一下HPV是什么？HPV是人乳头瘤病毒的英文缩写，而HPV感染是宫颈癌的主要致病因素。HPV疫苗顾名思义，就是针对HPV的疫苗，通过预防HPV感染来达到预防宫颈癌和癌前病变的目的。2006年，HPV疫苗首次在美国上市，这是全球第一种肿瘤疫苗，人类首次尝试通过疫苗预防一种癌症。

◎ HPV疫苗有用吗？

有用没用，数据说了算！我们先来看一下权威机构对HPV疫苗的定位。2017年中华预防医学会妇女保健分会《子宫颈癌综合防控指南》明确指出对适龄女性进行HPV疫苗接种是宫颈癌一级预防措施之一；2017年美国临床肿瘤学会（ASCO）宫颈癌一级预防指南指出接种HPV疫苗是针对某种类型HPV感染一级预防的最佳策略；世界卫生组织（WHO）表示HPV疫苗应作为预防宫颈癌和HPV相关的其他疾病综合协调策略的一部分。大量的研究表明，HPV疫苗预防宫颈癌的有效率高达90%，且目前认为，HPV疫苗的免疫保护效果维持10年是没问题的，让时间慢慢见证吧。简单点说就一句话：HPV疫苗是宫颈癌防控的一级预防手段！

◎ HPV疫苗对人体有害吗？

这是很多女性朋友都关心且为此担忧的问题。请放心，目前的数据表明HPV疫苗是安全的。当然，口说无凭，请容我一条条列出证据。

（1）大家都害怕且自行"脑补"的一个问题：接种了HPV疫苗会不会造成病毒感染呀？毕竟是把病毒打到体内。HPV疫苗是利用病毒上一种特别的蛋白来诱发机体的免疫细胞产生抗体，所以疫苗本身不是病毒！不是病毒！不是病毒！是蛋白！是蛋白！是蛋白！它没有病毒的功能，更不会造成病毒感染。

（2）虽然HPV疫苗不会造成病毒感染，但要说没有任何副作用也没人信，毕竟人无完人，药无完药。但HPV疫苗出现副作用的案例极少，症状也很轻微，如注射部位出现红疹、肿痛，较严重的包括发热、恶心、晕眩、情绪异常低落、肌无力等，一般不超过4～5天，不需特殊治疗。与所有疫苗一样，它对人体的利大于弊。之前网上报道HPV疫苗出事（致死、致残、生育力下降）的信息已被官方证实是谣言。请大家睁大雪亮的双眼看看，不造谣，不信谣，谣言止于智者！

因此，WHO和国际妇产科联盟（FIGO）等权威机构明确指出，目前没有证据表明需要担心HPV疫苗的安全性。

◎ 什么年龄接种HPV疫苗最好?

WHO认为9～14岁无性生活的女孩是HPV疫苗接种的首要推荐人群；中华预防医学会妇女保健分会《子宫颈癌综合防控指南》也建议接种重点对象为13～15岁的女孩，主要原因是此年龄段免疫反应最强，接种后预防效率最高，且此年龄段多数无性生活，未感染过HPV，所以接种后有希望达到最高的预防效率。各国药监机构基于本国实际情况考虑，批准的HPV疫苗的适应年龄可能有所不同，目前我国内陆地区批准的HPV疫苗适应年龄如下。

二价适用于9～45岁女性；四价适用于20～45岁女性；九价原适用于16～26岁女性，现扩展至9～45岁女性。

而香港卫生署批准的HPV疫苗适用范围更广：二价适用于9岁以上的女性，四价及九价都适用于9岁以上的男性及女性，均无年龄上限，但建议9～45岁年龄段接种，效果更好。

◎ 已经有性生活的女性，接种HPV疫苗还有用吗?

至于有过性生活的女性，偷偷告诉你们：的确，HPV疫苗对于无性生活的女孩受益最佳，但目前认为，即使有过性生活，照样可以接种疫苗。虽然不如无性生活的女孩获益大，但还是有意义的，因为性生活后，被HPV感染的机会急剧增加，就更加需要预防了。接种前也不需要进行HPV检测，打就对了！

◎ 男性需要接种HPV疫苗吗?

我们看到的HPV疫苗适用范围多数都是女性，那么男性到底要不要接种呢？这是一个值得思考的问题。的确，多数国家尚未推荐男性接种HPV疫苗（澳大利亚除外，男孩可免费接种）。但理论上讲，对男性接种HPV疫苗可减少HPV的传播。毕竟，不可否认的是，男性在HPV传播中起到了重要作用。虽然目前尚无明确证据显示男性接种HPV疫苗对女性宫颈癌的预防有多大作用，但可以预防HPV感染引起的其他性传播疾病（如生殖器疣），这种疾病不会致死，但能让患病的男性感到不适。

◎ 怎样选择HPV疫苗，二价、四价还是九价？

目前，我国有二价、四价、九价这三种进口疫苗和新上市的二价国产疫苗（"价"代表疫苗可预防的病毒种类，不是价格），有选择困难症的朋友看过来，见表4-7-1如见真相。

表4-7-1　各种HPV疫苗比较

项目	二价（国产）	二价（进口）	四价（进口）	九价（进口）
产品名称	馨可宁	希瑞适	佳达修	佳达修
预防HPV类型	高危型16/18	高危型16/18	高危型16/18 低危型6/11	高危型16/18/31/33/45/52/58 低危型6/11
价格	329元/针 共两针或三针	614元/针 共三针	832元/针 共三针	1332元/针 共三针
接种时间	第0、第1、第6个月	第0、第1、第6个月	第0、第2、第6个月	第0、第2、第6个月
适用年龄	9～14岁：两针 15～45岁：三针	9～45岁	20～45岁	最初：16～26岁 现扩展：9～45岁

（续表）

项目	二价（国产）	二价（进口）	四价（进口）	九价（进口）
预防疾病	70%宫颈癌	70%宫颈癌	70%宫颈癌 90%生殖器疣	90%宫颈癌 90%生殖器疣 95%肛门癌
上市时间	2019年12月	2016年7月	2017年6月	2018年4月

选择HPV疫苗的秘诀：认准年龄，对号入座；结合自身经济实力、防病需求、疫苗的可获得性选择一款适合自己的HPV疫苗。

◎ 接种HPV疫苗的过程中发现自己怀孕了，孩子还能要吗？怀孕了没接种完的HPV疫苗怎么办？

先说答案再解释：备孕期、孕期、哺乳期女性应尽量避免接种HPV疫苗。目前，疫苗的说明书无特别提示接种疫苗后多久可以备孕，但考虑到注射疫苗后机体产生免疫反应需要一段时间，因此也有专家建议有备孕计划者注射三针后可以间隔三个月再备孕。不过，如接种疫苗的过程中怀孕，孩子是可以要的，切莫恐慌！有人不理解了，刚刚才说了孕期应避免接种，这会儿又说接种过程怀孕了也不怕，这不是前后矛盾吗？其实是这样的，HPV疫苗缺乏在孕妇人群中的研究证据，但根据动物实验及目前的临床数据来看，并没有发现HPV疫苗致畸或对妊娠结局有不良影响的报道。所以出于严谨考虑，建议在备孕期、孕期、哺乳期避免接种疫苗是没错的，但如果本来一子难求，打疫苗期间发现怀孕了也没必要因为这个原因选择流产，继续妊娠就行啦，但要中断疫苗注射，美国妇产科医师协会（ACOG）的建议是终止妊娠后即可接种，哺乳期接种也是没问题的。目前虽然没有临床研究发现抗体可以通过乳汁分泌，但为了安全起见，很多疫苗接种机构都不建议哺乳期注射。

◎ 接种了HPV疫苗，是不是就不用再做宫颈癌筛查了？

当然不是！接种了HPV疫苗并不能高枕无忧，宫颈癌筛查该做还得做，可不能认为HPV疫苗就是"金钟罩"和"铁布衫"。HPV疫苗是预防性疫苗，属于宫颈癌一级预防，而宫颈癌筛查属于二级预防。即使是九价疫苗也没有覆盖全部的HPV类型，且疫苗对高年龄段及有性生活的女性的保护力弱于低年龄段。所以，接种了HPV疫苗仍需定期进行宫颈癌筛查。只有双管齐下，方能最大程度预防宫颈癌。

◎ 接种了HPV疫苗可以检测是否产生了抗体吗？

各权威机构均不推荐接种HPV疫苗后进行抗体检测。目前尚未确定公认的能预防宫颈癌的抗HPV各型的最低保护性抗体水平，并且抗体水平检测方法尚未统一。

◎ 哪里可以预约接种HPV疫苗？

这里为大家罗列了几条预约途径。

（1）拨打12320卫生热线查询，或者在各种疫苗预约App预约，宅男宅女或不方便出门者首选。

（2）附近的社区卫生服务中心。

（3）疾病预防控制中心。

（4）妇幼医院。

（5）去私立医疗中心或香港、澳门接种（费用可能相对较贵，且要选择正规诊所进行预约）。

大家可自行到以上单位官网查询或电话咨询或直接前往目的地咨询。最近，很多省市（如广东、内蒙古、四川、江苏等省的部分城市和地区）已经实行为适龄女生（主要是中学生）

免费接种HPV疫苗，使得HPV疫苗惠及更多的女性朋友。

　　HPV疫苗就讲这么多了，小结一下：在接种HPV疫苗这个话题上，我并非吹捧HPV疫苗，也并非"怂恿"大家一定去打，只是摆事实讲道理，本着"求实、严谨"的态度为大家分析总结了以上几个问题，大家有自主选择权，望君自行斟酌。你的世界，你做主！

防癌检查真的能防癌吗

　　可以！在妇科肿瘤中，宫颈癌是唯一一个经防癌体检可筛查的病种。宫颈癌是女性的第二大高发癌症，发病率仅次于乳腺癌。而HPV感染是宫颈癌的元凶，女性一生中有40%～80%的机会可能感染HPV，其中80%的人会在8个月左右靠自身免疫力将HPV清除，只有免疫力差或持续感染HPV的人才可能发展为宫颈癌，这个过程一般需要5～10年，这段时间给了我们一个机会去阻断它，通过宫颈癌的筛查及时发现、及时治疗。因为发现一个早期癌对于患者的获益，远远大于一个中晚期肿瘤好的治疗方案的效果。

正电子发射计算机体层显像仪（PET/CT）可以用来作为妇科肿瘤的筛查手段吗

　　不建议！防癌筛查的目的是在"健康"人群中，借助各种检查手段，在出现临床症状或癌细胞扩散前，发现早期或没有症状的恶性肿瘤患者。筛查的项目或手段应该具有广谱性、经济性、特异性、安全性，但PET/CT不具备这些特点。

　　◎ PET/CT不适合用来作为妇科肿瘤筛查手段的理由。

　　（1）价格贵，几千甚至上万元（各医疗机构略有不同）。

（2）大辐射剂量，有致癌风险。

（3）不能查出所有的妇科肿瘤，且对任一妇科肿瘤没有特异性。

◎ PET/CT一般适用于以下人群的筛查。

（1）癌前病变人群。

（2）肿瘤高危人群。

（3）疑似肿瘤人群。

（4）确诊肿瘤人群。

常见的妇科防癌筛查都有哪些

回答这个问题前，我们先来看一个故事吧。有一天，35岁的已婚妇女小花到妇科门诊去体检，她跟医生说："医生，我想做一个妇科方面的常规体检，能做的都给我做了，我不差钱！"医生询问了一番她的病史后，给她开了一张最基本的检查单"经阴道妇科彩超"（无性生活者经肛门做），没错，这是妇科体检最常规的检查了，可以大概了解子宫及内膜、双侧输卵管及卵巢的情况，但彩超对宫颈不敏感，且宫颈癌有高效的筛查手段，所以，医生紧接着对小花说了一句："请到里面脱裤子，躺在床上，双腿张开，放轻松。"小花战战兢兢走了进去，医生其实是准备给她做宫颈癌筛查，即"宫颈液基细胞学检查（TCT/LCT）和HPV检测"。检查完后，医生对小花说："今天就查这么多，你可以回去了，有了结果再来看。"一周后，小花拿了所有的检查报告，一脸担忧跑过来问："医生，你看B超说我的左卵巢有一个3厘米的包块，我每次来月经的时候就觉得左下腹隐隐作痛，还有这个HPV52阳性，LCT单写着低级别鳞状上皮内病变（LSIL），怎么办啊？我会不会得癌症了？"这时候医生开单让小花进一步做阴道镜检查（了解宫颈病变情况）及妇科肿瘤标志物（鉴别卵巢囊肿的性质），如阴道镜检查时高度怀疑宫颈病变，检查的医生会直接取宫颈组织送病理活检。

广义上讲，以上所提到的检查均为妇科防癌筛查的项目；狭义上讲，TCT/LCT＋HPV检测、阴道镜检查、组织病理活检是宫颈癌的"三阶梯筛查"。医生会根据具体情况选择合适的项目。

妇科彩超提示盆腔肿物怎么办

开好单后，医生继续跟小花解释B超单上左卵巢囊肿的问题，这属于盆腔包块的一种。盆腔包块来路不明，要先明确来源，有来自消化系统的，如胃、结肠、乙状结肠、直肠；也有来自女性生殖系统的，如子宫、卵巢、输卵管、盆腔炎性后遗症等；也可能来自骨骼系统；等等。盆腔包块这事可大可小，所以我们还要判断它的性质，如生理性（黄体囊肿）、良性（卵巢良性畸胎瘤、子宫内膜异位囊肿、子宫肌瘤）、炎性（输卵管积水、盆腔脓肿）、恶性（卵巢癌、转移性卵巢癌、肠癌）等。

体检发现盆腔包块，要结合临床症状（有无腹痛、阴道流血、痛经、大小便情况等）、肿瘤标志物情况、影像学检查结果（包块大小、囊性还是实性）综合考虑，才能做出初步诊断。如果是生理性包块，不需理会；如是炎性，无症状者不需理会，有症状者（如发热、腹痛明显）可考虑进行相应的抗炎治疗；如是良性，可选择定期随访观察、药物治疗或手术治疗；如是恶性，可选择手术治疗、放疗或化疗、免疫治疗等。

解释完后，小花似懂非懂地离开了诊室，做检查去了。

体检需要做肿瘤相关基因筛查吗

出诊室前，小花还不忘问医生："医生，我听姐妹们说可以抽血检查一下肿瘤相关基因，我怕我体内有什么癌基因，要不要查一下呀？"医生问了小花有没有肿瘤家族史后，便告诉她："不需要！理由很简单，价格昂贵且对你意义不大！只有那些有遗传相关肿瘤家族史的人才需要做，比如有乳腺癌、卵巢癌、输卵管癌等家族史的人，那我就会建议她的姐妹、女儿都要行基因检测，如BRCA1/BRCA2基因等。"

宫颈癌筛查有很多种，如HPV分型检测、DNA倍体检测、宫颈抹片和阴道镜，怎样选择最好

故事讲到这里，知道为什么医生没有一下子给小花开所有的筛查项目，而是一步一步来了吗？原因有三：第一，贵；第二，浪费医疗资源；第三，可能增加患者焦虑，造成过度医疗。所以，并非筛查越频繁、项目越多越好，要有选择性。

那么应该怎么选择呢？且看2018年美国预防服务工作组颁布的新版《宫颈癌筛查指南》（表4-7-2）。

表4-7-2　2018年美国预防服务工作组颁布的
新版《宫颈癌筛查指南》

年龄	频率	项目
<21岁	无须筛查	通过接种HPV疫苗及安全性行为来预防
21～29岁	3年1次	TCT

（续表）

年龄	频率	项目
30～65岁	3年1次/5年1次	单独筛查：3年1次TCT、5年1次HPV检测 联合筛查：5年1次TCT＋HPV检测
>65岁	无须筛查	有足够多的阴性筛查结果且无宫颈上皮内瘤变CIN病史
	需继续筛查	既往有宫颈高级别上皮内瘤变（HSIL）或原位癌患者治疗后继续筛查满20年

注：上表中足够多的阴性筛查结果指的是，过去10年内连续3次TCT阴性或连续2次联合筛查阴性，且最近一次筛查在5年内。

HPV分型检测和DNA倍体检测都是检测HPV的项目，前者是定性检测（即高危型HPV阴性或阳性），后者是定量检测（即结果报出DNA的数值来预测癌变的可能风险），DNA倍体检测是近些年才出现的，在临床应用中还没有那么广泛，其临床意义有待观察。上述指南用的是HPV分型检测。宫颈细胞抹片，之前指的是传统的宫颈刮片细胞学，现已基本采用宫颈液基细胞学（TCT/LCT）取代传统的刮片，上述指南用的是TCT/LCT。

据统计，虽然20岁之前的年轻女性发生宫颈癌的概率很小，但是对年轻女性进行筛查并未降低宫颈癌的发病率，这也是上述指南未推荐<21岁女性做筛查的原因。但根据我国的实际情况，医生建议那些<21岁的高危人群进行常规筛查，包括具有高危因素且有临床症状者。大家根据自己的年龄对号入座，适度体检，"性"福生活！至于阴道镜什么时候做，对于健康体检来说，多数是用不到的，只有TCT/LCT或HPV检查有异常了才需要做阴道镜（表4-7-3）。

表4-7-3　选择做阴道镜检查的情况

HPV分型	HPV检测结果	TCT/LCT异常处理				
		无明确诊断意义的不典型鳞状细胞（ASC-US）	LSIL	不能排除高级别鳞状上皮内病变的不典型鳞状细胞（ASC-H）	HSIL	不典型腺细胞（AGC）
HPV其他高危型	阳性	阴道镜	阴道镜	阴道镜	阴道镜	阴道镜
	阴性	3年后复查	1年后复查	阴道镜	阴道镜	阴道镜
HPV16/18型	阳性	均做阴道镜				

注：ASC-US、LSIL、ASC-H、HSIL、AGC均为TCT/LCT报告单上看到的可能异常结果。

体检发现肿瘤标志物升高怎么办

小花的抽血结果出来了，CA125偏高了一点，她哭得梨花带雨地又回来了。医生告诉她："先别哭，别慌张，打开你的验单，我们逐条来了解妇科肿瘤标志物的知识。"具体内容见表4-7-4。

表4-7-4　妇科肿瘤标志物异常的常见相关情况

指标	常见情况
CA125	月经期、妊娠、子宫内膜异位症、子宫肌瘤、上皮性卵巢癌、子宫内膜癌

（续表）

指标	常见情况
CA199	黏液性卵巢癌、成熟性畸胎瘤、胃肠道肿瘤
CA153	乳腺癌、卵巢癌、子宫内膜癌
CA72-4	胃肠道肿瘤、胰腺肿瘤、乳腺癌、卵巢癌
HE4	卵巢癌、子宫内膜癌、肾功能不全
CEA	黏液性卵巢癌
AFP	卵巢卵黄囊瘤、未成熟畸胎瘤
HCG	滋养细胞肿瘤

　　上表只是列出了相关性，但具体患有哪种恶性肿瘤的可能性还要结合临床症状、肿瘤标志物升高程度、影像学表现等综合考虑。所以，体检时发现肿瘤标志物升高，大家可以先对照上表，结合自身的临床症状，完善相应专科检查，再带上所有检查结果去看医生就行了。这时候医生告诉小花："现在你的CA125轻度升高（60单位/升），其他肿瘤标志物正常，B超显示左卵巢囊性包块（呈圆形，囊壁厚而粗糙，囊内有细小絮状光点），这是比较典型的内膜异位囊肿的B超表现，再结合月经期左下腹痛的症状，左侧卵巢囊肿考虑是子宫内膜异位囊肿（即巧克力囊肿）的可能性大。根据目前的情况，建议你定期随访就行了。"

　　小花的就诊故事到这里就结束了，听医生这么详细地解释完，她也明白了，很放心地回家去了。

不同部位及种类的妇科恶性肿瘤

宫颈癌

◎ 宫颈癌与哪些因素相关？

说起宫颈癌大家都不陌生，它是最常见的妇科生殖系统恶性肿瘤。宫颈癌的高危因素包括①宫颈HPV感染是最主要的因素；②不良性生活：性生活过早、过频、过杂；③早婚早育、多产；④吸烟、免疫抑制、口服避孕药。所以，健康的性生活、注射HPV疫苗及规律的宫颈癌筛查对于预防宫颈癌至关重要。

◎ 检查时发现HPV感染，是老公传染给我的吗？

感染HPV与老公有关系。因为HPV主要是通过性生活和/或生殖器部位的皮肤接触传播的，所以一定要有健康的性行为，佩戴避孕套也能阻止一部分HPV感染。

◎ 宫颈癌有哪些表现？

极早期的宫颈癌一般无症状，早期浸润癌最常见的症状是阴道出血，多为接触性出血（即性行为后会有出血）。此外，因肿瘤坏死、溃烂、感染可能会出现阴道排液，晚期患者可有疼痛及转移症状。

◎ 怀疑宫颈癌需要做哪些检查？

病理是诊断的金标准，任何怀疑恶性肿瘤者，都需要取活检来证实，宫颈癌也不例外。有肉眼可见宫颈病灶者，直接取病灶活检；宫颈细胞学异常，无肉眼宫颈病灶者，需在阴道镜下取活检。如活检确诊为宫颈癌，医生会给患者先做基本的妇科检查来明确临床分期，如阴道扩张器检查及内诊（双合诊、三合诊），过程确有不适，请一定要配合，这些检查看似简单，但对于宫颈癌来说非常重要。

此外，还需要做其他检查以评估病情和选择治疗方案，如血清学检查（血常规、肝肾功能、肿瘤标志物）、胸片、静脉肾盂造影（IVP）、B超（妇科、内科），必要时还需要做膀胱镜、乙状结肠镜、盆腔MRI、PET/CT等。

◎ 得了宫颈癌怎么办？我这么年轻还能生小孩吗？

宫颈癌的治疗方式有很多，如手术、放疗和化疗等。医生会根据患者的年龄、有无生育要求、临床分期、病理类型等综合考虑，选择适合的方案。请放心，宫颈癌的预后较好，早期宫颈癌大多是可以治愈的，关键是要做到早发现、早治疗！

◎ 如果能保留生育能力，生完孩子我需要再做手术切除子宫吗？

对于这个问题，不同的指南推荐略有差异，主要是结合肿瘤分期和类型、个人心理承受能力、随访条件等综合考虑。表4-7-5所示为各指南的建议。

表4-7-5　宫颈癌保留生育能力的指征

大型临床研究	欧洲肿瘤内科学会（ESMO）	NCCN指南
IA～IB1期：保留子宫与切除子宫相比，5年生存率无差异 IB2期：保留子宫者预后可能欠佳	IB2期：保留生育功能手术，肿瘤预后不明确	不管什么分期，保留生育功能患者术后若呈持续性HPV阳性或细胞学异常，强烈建议在完成生育后切除子宫

◎ 宫颈癌治疗后如何随访？

宫颈癌的随访要做到定期检查，随访检查的常规项目包括，妇科检查，妇科彩超，胸片，宫颈细胞学检查，肿瘤标志物检测，如鳞癌抗原（SCCA）、CA125，盆腔MRI；若患者有化疗史，还要复查血常规、肝肾功能、心电图。根据具体情况，有临床症状、怀疑复发时可行相应部位的MRI或CT，甚至必要时行PET/CT。

◎ 宫颈癌治疗后还能有性生活吗？

这是很多患者都很关心，却又不好意思问医生的问题。这个问题其实没有什么难以启齿的，宫颈癌治疗后是可以有性生活的。但可能因手术、放疗、心理恐惧等因素导致阴道干涩、狭窄，从而影响性生活的体验，可考虑用阴道扩张器、阴道润滑剂或保湿剂。如果是术后的患者，需要等阴道残端伤口愈合后再有性生活，一般为术后3个月。另外，提醒患者朋友们性生活要适度。

◎ 宫颈癌治疗后出现潮热、多汗、失眠等更年期症状，如何治疗？

出现这些症状有两个原因：①患者行手术治疗时尚未绝经，但由于病情需要或年龄超过45岁，手术切除子宫的同时也切除了双侧卵巢；②行根治性放疗时，放射线的影响使卵巢失去功能，导致卵巢早衰。这两种情况都称为医源性卵巢早衰。卵巢丧失功能会导致女性体内雌激素水平降低，从而出现潮热、多汗、失眠等更年期症状。若患者无使用激素类药物的禁忌证，可用激素替代治疗，如克龄蒙，一般6～8周会有明显效果；若有药物禁忌证，可予中成药治疗，如天然雌激素莉芙敏片。出现神经症状时，如严重失眠，可加用其他有助于镇静和调节自主神经功能的药物，如地西泮。此外，保持良好的生活习惯也有助于缓解症状，如清淡饮食、戒烟戒酒、规律运动等。

子宫内膜癌

◎ 子宫内膜癌与哪些因素相关？

子宫内膜癌的发病率占我国女性生殖系统恶性肿瘤的第二位，仅次于宫颈癌。可以说，大部分的子宫内膜癌是一种与雌激素相关的肿瘤，高水平的雌激素（可能由肥胖、糖尿病、高脂饮食引起）是子宫内膜癌的相关危险因素。此外，其他相关因素还有初潮年龄早、未生育、绝经期延迟（绝经年龄＞52岁）、高龄（＞55岁）、林奇综合征、应用激素替代治疗和服用他莫昔芬等。

◎ 子宫内膜癌有哪些表现？

子宫内膜癌最常见的症状是阴道流血，多为绝经后阴道流血，量一般不多。尚未绝经者可表现为月经增多、经期延长或月经紊乱。所以，大家如果出现围绝经期不规则阴道流血，要提高警惕，及时就医。此外，还可出现阴道异常排液、下腹不适和疼痛症状。早期子宫内膜癌行盆腔检查往往没有异常发现，如合并子宫肌瘤可有子宫增大；中晚期子宫内膜癌因肿瘤累及宫颈、宫旁、阴道，医生做妇科检查时可摸到宫旁的增厚结节或阴道病灶。

◎ 怀疑子宫内膜癌需要做哪些检查？

怀疑子宫内膜癌时，一定要做子宫内膜活检（即取少许内膜送检）以明确诊断，鉴于子宫内膜活检可能有约10%假阴性，所以高度怀疑子宫内膜癌或具有典型症状但内膜活检阴性者，医生会建议患者再次做分段诊刮以减少漏诊，如有条件，最好做宫腔镜检查（即经阴道放一个镜子到宫腔里检查，可在镜下初步判断子宫内膜病变的良、恶性及宫颈是否被累及）。确诊子宫内膜癌后，要做进一步检查以确定分期并制订治疗方案，如血生化检查（血糖、血脂）、肿瘤标志物（如CA125和HE4）、影像学检查（腹部CT、盆腔MRI、胸片、PET/CT）等。

◎ 得了子宫内膜癌怎么办？我这么年轻还能生小孩吗？

子宫内膜癌的治疗以手术为主，辅助放疗、化疗和激素等综合治疗。但因子宫内膜癌患者通常合并较多的内科疾病，如高血压、糖尿病、肥胖等，手术耐受性差。所以，医生会根据患者的年龄、一般状态、临床分期、病理类型等方面评价患者是否能耐受手术。如可以手术，就做分期手术，基本术式是"全子宫＋双附件切除"，必要时加做盆腔/腹主动脉旁淋巴结切除术，术后再根据病理分期和高危因素决定是否做放疗、化疗。还有一部分患者，不能耐受大手术，但如阴道流血较多，可以做姑息性手术，切除子宫和双侧附件，解决阴道流血的症状。有少数患者情况很差，完全不能耐受手术，就直接做根治性的放疗和化疗。那么对于还想生小孩的年轻患者怎么办呢？年轻患者可考虑保留生育，但条件较苛刻，有风险，并且不是标准的治疗方法（医生会结合肿瘤组织学类型、分化程度、影像学检查等综合考虑）。具体治疗方案如表4-7-6所示。

表4-7-6　子宫内膜癌保留生育力的治疗方案

保留生育功能者	不保留生育功能者
部分IA～IB2期：宫颈锥切或广泛宫颈切除＋盆腔淋巴结切除，保留子宫体和双侧附件	IIA2期之前：手术或放疗 IIB期之后：放疗＋化疗 晚期：靶向治疗

◎ 子宫内膜癌治疗后怎么随访？

子宫内膜癌治疗后，应该保持健康的生活方式（运动减肥、低脂低糖饮食、控制血压）。NCCN指南推荐：治疗后前3年内每3～6个月行胸部、腹部、盆腔CT检查1次，第4～5年起每6～12个月检查1次，第6年起根据肿瘤分级及肿瘤初始分期，每1～2年检查1次，持续5年。尽管子宫内膜癌没有敏感的肿瘤标志物用于随访，但CA125可用于监测治疗效果，如治疗前CA125升高，随访期间需复查。有临床症状提示复发可能时，需行影像学检查。若怀疑转移，可行全身PET/CT检查。

◎ 子宫内膜癌治疗后出现潮热、多汗、失眠等更年期症状，如何治疗？

与宫颈癌治疗后出现更年期症状一样，这是因为切除或损伤了卵巢。治疗方法类似宫颈癌，但与之不同的是，子宫内膜癌多数为激素依赖性，所以不能使用合成激素类药物，可以使用中成药，如莉芙敏片。

卵巢癌

◎ 卵巢癌与哪些因素相关？

卵巢癌的发病率占女性生殖系统恶性肿瘤的第三位，死亡率却位居第一，高达47%，绝大多数发生于50岁以后。较确定的卵巢癌相关因素是生育因素，未生育女性得卵巢癌的风险是已生育女性的两倍。生育年龄早、绝经早和口服避孕药（通过抑制排卵减少卵巢损伤）可降低卵巢癌发生的风险。此外，部分卵巢癌与遗传因素有关，多为BRCA1/BRCA2基因有害突变。据统计，普通人群终生患卵巢癌的风险是1.3%，而BRCA1和BRCA2基因突变的人群患病风险分别为普通人群的30倍和10倍。

◎ 卵巢癌有哪些表现？

约2/3的卵巢癌患者诊断时已是晚期（Ⅲ～Ⅳ期），因为不像宫颈癌，卵巢癌无有效的筛查方法；它也不像子宫内膜癌，异常阴道出血也不常见。卵巢癌的临床症状多数不典型，主要表现为腹部不适或隐痛、月经紊乱、消化系统异常，这些症状可能仅出现数周，所以很容易被患者忽略。只有当疾病进展，因腹水量增多引起明显腹部不适或腹水渗入胸腔内出现呼吸系统症状时，才会引起患者重视，但这时已经是疾病晚期了。

◎ 怀疑卵巢癌需要做哪些检查？

怀疑卵巢癌，医生会给患者做基本的体格检查。此外，医生还会抽血检测肿瘤标志物，判断肿瘤性质及可能来源，也会做相应的影像学检查，如行胸部CT以了解胸腔积液及肺部情况，行盆腔、腹腔CT或MRI以评估腹腔内病变的扩散范围。如有大量腹水，可能会行腹腔穿刺以缓解腹胀的症状，并将穿刺液送检寻找癌细胞。如有胃肠道症状或胃肠道肿瘤标志物升高，还应做胃肠镜检查。但是，这些影像学检查和细胞学检查不能代替手术探查，多数的卵巢癌要通过手术取得组织学标本做病理检查才能明确诊断。

◎ 得了卵巢癌怎么办？我这么年轻还能生小孩吗？

与其他恶性肿瘤不同，卵巢癌治疗的原则是无论到了什么期，能手术就手术，能切多干净就切多干净。对于年轻的早期患者，根据肿瘤病理类型、术中所见情况，部分患者可保留生育功能。

◎ 卵巢癌治疗后如何随访？

卵巢癌治疗后，1年内每3个月复查1次，之后可逐渐延长随访间隔，2年后每4～6个月复查1次，5年后每年复查1次。随访项目除了做相应的体格检查外，还要查肿瘤标志物（主要是CA125，如术前有其他相应的肿瘤标志物升高，也同时作为随访指标），如有临床症状或CA125升高提示复发，还要做影像学检查。

◎ 作为一名上皮性卵巢癌患者，基因检测结果提示BRCA基因有害突变，会对我的女儿有什么影响吗？

如果你得了卵巢癌，测到BRCA基因有害突变，对你来说是好事，说明有靶向药物可以用，但对你的女儿来说可能就不好了，建议你的女儿也去做基因检测，若她也有BRCA基因有害突变，那她将来发生卵巢癌的风险会明显增加，建议她在完成生育后做预防性双附件切除以降低卵巢癌的发生风险。BRCA1突变者：35～40岁预防性切除卵巢；BRCA2突变者：延迟至40～45岁预防性切除卵巢（因为BRCA2突变者卵巢癌的发病年龄比BRCA1突变者晚8～10年）。当然，在预防性切除手术之前也不能大意，需要定期检查：①18岁后，需进行乳房自检（即自己观察乳房是否有结节、红肿、橘皮外观、乳头泌乳等改变）；②25岁后，每年做乳腺钼靶或MRI检查；③30～35岁后，每年做阴道彩超和CA125检查。

输卵管癌

◎ 输卵管癌与哪些因素相关？

与卵巢癌相似，输卵管癌与遗传因素有关，BRCA基因突变是最主要的遗传风险因素，其他基因突变也会增加输卵管癌的发病风险，如DNA错配基因（林奇综合征）、Fanconi贫血通路相关基因等。但是，至于卵巢癌的致病危险因素——生育因素与输卵管癌是否有关，目前尚不明确。现有证据显示，有些类型的卵巢癌可能来源于输卵管伞端，这就形成了卵巢癌发病的

"二元论"学说，也进一步说明了输卵管原发肿瘤与卵巢癌关系很密切。

◎ 输卵管癌有哪些表现？

输卵管癌的临床表现与卵巢癌相似。

◎ 怀疑输卵管癌需要做哪些检查？

由于原发性输卵管癌很少见，临床表现与卵巢癌相似，所以，当出现疑似症状时，也一般先考虑卵巢癌，做卵巢癌相关的检查。

◎ 得了输卵管癌怎么办？

原发性输卵管癌通常在手术后被诊断，也有少部分是术中诊断（如术中未发现卵巢受累，只有输卵管受累），术前诊断率低。治疗方案与卵巢癌相同。

◎ 输卵管癌治疗后如何随访？

输卵管癌随访与卵巢癌相同。

外阴癌

◎ 外阴癌与哪些因素相关？

外阴癌很少见，仅占所有女性生殖系统恶性肿瘤的2%～5%，常发生于绝经后女性。与宫颈癌相似，持续性HPV感染尤其是HPV16型感染与外阴癌有关。此外，免疫抑制（HIV感染、移植后）、吸烟和饮酒也是外阴癌常见的致病因素。

◎ 外阴癌有哪些表现？

外阴癌可无症状，但大多数患者会出现外阴瘙痒或疼痛、外阴肿块或溃疡。也有些较晚期的患者出现异常外阴渗液或流血，晚期患者因淋巴结转移可能出现腹股沟包块。目前尚无针对外阴癌的特别筛查方法，所以，如果出现任何与外阴疾病相关的症状（如慢性外阴瘙痒）或异常体征（如色素沉着、不规则溃疡、腹股沟包块）时，应尽早就医。

◎ 怀疑外阴癌需要做哪些检查？

任何可疑的外阴病变都必须做活检，以排除浸润癌。此外，还要做相应的检查以评估疾病状态及制订治疗方案，主要包括宫颈细胞学检查、胸片、盆腔MRI及PET/CT检查。

◎ 得了外阴癌怎么办？

外阴癌的治疗讲究个体化，医生会根据患者的身体情况、疾病的分期及组织类型确定治疗方案。目前，手术是外阴癌的主要治疗方法，对于晚期或不能耐受手术者，同步放化疗是可选择的有效治疗方法。此外，其他治疗手段（如化疗、免疫治疗）常用于晚期转移患者、姑息治疗或其他罕见类型（如恶性黑色素瘤）的治疗。

◎ 外阴癌治疗后如何随访？

外阴癌治疗后，2年内每3～6个月复查1次，第3～5年每6～12个月复查1次，之后每年复查1次。随访的内容包括定期自检、宫颈筛查、阴道细胞学筛查、健康生活方式、可疑复发的影像学检查。对于局部晚期或淋巴结阳性患者，前2～3年可间隔6～12个月做胸部、腹部、盆腔CT进行随访。

阴道癌

◎ 阴道癌与哪些因素相关？

根据来源，阴道癌又分为转移癌及原发癌，转移癌占大多数，可来自宫颈、外阴或其他部位的肿瘤，而原发性阴道癌较为罕见。阴道癌的发病危险因素与外阴癌相同，也常见于绝经后女性。

◎ 阴道癌有哪些表现?

阴道癌最常见的症状是阴道流血或恶臭排液,晚期患者可能会出现疼痛及远处转移症状。

◎ 怀疑阴道癌需要做哪些检查?

与外阴癌相似,有肉眼病灶疑似者,直接取病灶活检;无肉眼病灶疑似者,做阴道镜检查,在阴道镜下异常区域取活检,其他检查与外阴癌相同。

◎ 得了阴道癌怎么办?

治疗上,阴道癌与外阴癌略有差异,因为阴道癌邻近膀胱、尿道和直肠,所以手术的作用有限,仅用于早期、局限于阴道壁的小病灶肿瘤;相反,对于大部分患者尤其是晚期患者来说,放疗是最佳的治疗方式。此外,还有化疗、免疫治疗可选择。

◎ 阴道癌治疗后如何随访?

阴道癌治疗后应定期随访,第1年,每3个月1次;第2年,每4个月1次;第3~5年,每6个月1次;5年后,按常规体检复查即可。随访项目包括常规妇科检查、宫颈及阴道细胞学检查,必要时做阴道镜检查。

葡萄胎和绒毛膜癌

◎ 葡萄胎与哪些因素相关?

葡萄胎不是胎儿,而是一种病,一种与怀孕相关的疾病。它既不与多吃葡萄相关,也不因吃葡萄不吐葡萄籽引起,而是与这些因素相关:不规律月经、口服避孕药、生育年龄过早或过晚(<20岁或>40岁的妇女葡萄胎发生率明显升高)、既往葡萄胎史、家族史、流产史和不孕史等。

◎ 葡萄胎有哪些表现？

葡萄胎可出现以下表现：停经后阴道流血，最常见；妊娠呕吐；甲状腺功能亢进；腹痛；子痫前期征象；子宫异常增大；卵巢黄素化囊肿。以上这些表现都与体内的一种激素升高有关，这种激素就是人绒毛膜促性腺激素（HCG）。正常怀孕的时候HCG也会升高，但是发生葡萄胎时，尤其是完全性葡萄胎，多数情况下远远高于正常妊娠，于是患者就出现了与正常妊娠相似，但是又比正常妊娠强烈很多的表现。

◎ 怀疑葡萄胎需要做哪些检查？

基于以上症状，怀疑葡萄胎者，必须要做两个最常规的检查，即妇科超声及HCG。葡萄胎在超声上有特征性表现，典型的葡萄胎在超声下不见胎体和胎盘，而是见到宫腔内充满均质密集状的像一个个小葡萄籽一样的绒毛，犹如雪花纷飞，所以在医学上我们形象地把它叫作"落雪征"。另外，葡萄胎的HCG水平高于正常妊娠。综合这两项检查结果基本能初步诊断。其他检查用于评估病情，为进一步治疗做准备，如血清学检查（血常规、凝血常规、肝肾功能、甲状腺功能等）、胸片等。

◎ 高度怀疑葡萄胎，需要怎样治疗？

一旦高度怀疑葡萄胎，首选清宫术/刮宫术，清宫后的组织送病理检查。当然了，这个清宫建议在手术室由有经验的医生进行操作。不建议药物流产，因为药物可以导致子宫强烈收缩，在葡萄胎排出的过程中可能会导致其被挤压入血，造成医源性的转移播散。另外，药物流产容易存在药流不全，流血过多等情况。清宫后一定要定期回医院随访，多数患者不需要进行后续处理。只有少数有高危因素并且随访困难的完全性葡萄胎患者才需要做预防性化疗。但是有一点很重要，即使做了预防性化疗，也并不能百分之百阻止葡萄胎发生恶变，所以随访很关键。

◎ 葡萄胎治疗后如何随访？

葡萄胎随访的目的主要是为了早期发现葡萄胎恶变为滋养细胞肿瘤以及时处理。随访的项目主要包括两个方面，一方面是进行HCG定量测定，另一方面是看患者有没有异常的症状，比如月经是否规律，阴道有没有异常流血，有没有咳嗽、咯血和其他转移灶的症状。此外，要做妇科检查，当HCG升高时还需要做其他的检查，比如B超、胸部X线或CT。对于随访时间，不同的指南和医院都略有差异，教科书建议：清宫后每周复查1次HCG，连续3次阴性后，每个月复查1次，共6个月，之后每2个月1次，共6个月，自第1次阴性后共随访1年。

◎ 前一次怀孕是葡萄胎，这次备孕前需要做些什么检查吗？

前一次怀孕是葡萄胎，下次怀孕是葡萄胎的概率会比正常人群高，有过1次和2次葡萄胎妊娠者，再次发生率分别为1%和15%～20%。但也不需要过度担心，因为葡萄胎是一种少见病，下次是否会发生葡萄胎，并不是个人能够控制的。所以，患者只要在上次葡萄胎治疗后定期随访，HCG下降得也很满意，这次备孕前就跟正常人群一样，做一些常规的产前检查项目就可以了，没有特殊项目；孕早期定期监测HCG变化，并按照医生的指引做超声检查；在结束分娩后定期监测HCG，直到阴性为止，若有异常也能及时发现。但有一种特殊情况需要注意，那就是家族性复发性葡萄胎，指的是在一个家系中有两个或两个以上家族成员反复发生葡萄胎，这种疾病罕见。这类患者要想生育正常小孩，就需借助辅助生殖技术。

若因宗教、道德或法律不允许个人选择以上处理方式时，建议做好避孕措施，并可考虑收养孩子。

◎ 我是一位顺产后的女士，因为阴道流血超过42天，医生让我抽血验HCG，但是我产后一直没有性生活，不可能怀孕，有必要做这个检查吗？

有必要！顺产后阴道流血时间长，最常见的原因是胎盘组织残留，也有可能是再次怀孕先兆流产或异位妊娠，在极少数情况下也有可能是得了滋养细胞肿瘤，所以查HCG是有必要的。有时，为了更加明确以上情况，还要结合妇科彩超甚至其他影像学检查结果来判断。

◎ 绒毛膜癌化疗后月经能正常恢复吗？

可以，但需要时间！化疗药物对卵巢功能有一定影响，可能导致月经失调甚至闭经，闭经发生的时间和持续时间与所用的化疗药物及年龄有关。一般来说，绒毛膜癌化疗后HCG水平降至正常后就会来月经，大概3个月，多数患者会在化疗结束后1年内恢复正常月经。如果月经长时间不恢复，建议去医院检测性激素水平和子宫内膜厚度，了解月经延迟的原因，医生会根据检查结果给患者相应的治疗。

◎ 绒毛膜癌化疗后还能要孩子吗？

大多数绒毛膜癌患者处于生育年龄，所以这也是大家都很关心的问题。答案是可以的！的确，化疗后性功能会受到影响，如出现性欲降低、性交困难、阴道干涩等问题，这就需要夫妻双方共同努力克服。至于对卵巢功能的影响，尽管有研究表明化疗女性确实比未化疗女性的绝经年龄早几年，但并不会引起卵巢早衰，也就是说化疗后的卵巢功能还是可以的。又有研究发现，不论绒毛膜癌的危险评分和化疗方案如何，化疗后均有满意的妊娠结局，且化疗后1年以上妊娠者比化疗后半年内妊娠者的异常妊娠发病率要低很多。综上所述，绒毛膜癌化疗后是可以生育的，但最好在化疗后严格避孕至少1年，这样会有更好的妊娠结局。

◎ 绒毛膜癌治疗后如何随访？

关于毛膜绒癌的随访，没有最佳的计划推荐，需要终生随访。绒毛膜癌的复发通常发生在1年内，所以第1年的随访尤其重要，至少避孕1年。如国外的伦敦查令十字医院是权威的滋养细胞肿瘤诊疗机构，他们使用的随访方案如下：治疗后每周测1次HCG，共6周，如果有异常表现，需进行盆腔彩超或CT、MRI检查；6周后每隔2周测1次HCG，共1年；第2年每个月测1次HCG；第3年每2个月测1次HCG；第4年每3个月测1次HCG；第5年每4个月测1次HCG；第6年后，每半年测1次HCG至终生。

其他问题

◎ 医生说我的病情需要化疗，我担心化疗会掉头发，不想化疗，可以吗？

爱美是女人的天性，这可以理解，但这是很不成熟的想法！化疗确实会掉头发，但头发是可再生的，而生命就只有一次啊！化疗后头发掉了，过一年半载又会长出来，发质甚至比以前更好，而且，现在假发市场如此强大，一天换一个发型，还可以有不同的体验。俗话说得好，换个发型，换种心情！有些化疗对肿瘤的效果就是好，如果不化疗，过一年半载你可能就没命欣赏这世间的风景了，更别提有没有头发的问题了。所以，命和头发，孰轻孰重，自己考虑。

◎ 化疗过程中胃口不好，容易恶心呕吐，如何缓解？

的确，消化道症状（恶心、呕吐、胃口差）是化疗最常见的副作用之一，化疗时医生会用一些止呕药预防患者呕吐，也会给患者输液来补充能量。此外，患者也要改变自己的生活方式，这很重要。饮食上，进食以少量多餐、饮水以少量多次为宜，以高热量、高蛋白、低脂、富含维生素、易消化的流质或半流质饮食为主。运动上，进行适度的有氧运动（如慢跑、散步、快走等），有助于增加食欲，缓解恶心、呕吐症状。生活环境上，保持房间内采光和通风良好，远离植物的特殊气味、香水味等刺激性气体。心理上，要增强信心，正确认识和对待疾病，可以通过听放松的音乐、进行肌肉放松训练等缓解化疗过程中的恶心呕吐。若觉得饱腹感明显，也可以适当吃一些抑酸药以助消化。

◎ 手术和放疗后两条腿总是很重，容易胀，为什么会出现这种情况，有什么需要注意的吗？

大手术中难免会牵拉神经引起损伤，且手术切除淋巴结后淋巴回流受阻，加上放疗后组织炎症水肿，引起淋巴管阻塞，就会出现下肢水肿、麻木的症状，患者就会觉得两条腿很重，容易胀。这是术后和放疗后很常见的症状，如果患者做了双下肢彩超，排除了血栓，那就不用担心了，不需要特殊治疗，但需要对生活习惯进行一些改变，比如长时间行走后，坐下的时候抬高下肢，或者在床上躺一会儿，用靠垫把双腿垫高，促进淋巴回流，还可以穿弹力袜、找专业人员进行下肢的按摩或者适当吃点利尿药（找专科医生开药）。

◎ 我还很年轻，手术时医生给我保留了卵巢，但我害怕术后化疗会伤到卵巢，有什么方法可以保护卵巢功能吗？

方法是有的，看你自己选择与否。对于接受化疗的年轻患者，临床常用促性腺激素释放激素激动剂（GnRH-α）保护卵巢，如醋酸戈舍瑞林缓释植入剂和注射用醋酸曲普瑞林。研究表明，GnRH-α能抑制卵泡发育，有助于保护卵巢的储备功能，恢复排卵和重建月经周期，但对于保护卵巢的远期目的——提高生育力和妊娠率没有帮助。虽然动物实验证实GnRH-α能够降低化疗诱导卵巢损伤的风险，但在人体试验中，GnRH-α对于预防卵巢毒性的效力和安全性方面均存在争议。所以，在知道这些之后，如果你还有强烈的保护卵巢功能的愿望，那可以考虑使用GnRH-α，在化疗开始前1周至2个月开始使用，每4周打一针，并一直持续至化疗结束。此外，还有一个方法，那就是冷冻保存技术，化疗前取卵冷冻，以后行辅助生殖助孕。

本节要点

1. HPV疫苗是宫颈癌的一级预防，宫颈癌筛查是二级预防，双管齐下，能更大程度预防宫颈癌。

2. 宫颈癌、子宫内膜癌、卵巢癌是妇科最常见的三大恶性肿瘤。宫颈癌主要与HPV感染相关，建议通过注射HPV疫苗来预防；子宫内膜癌主要与高雌激素水平相关，建议减重、降"三高"；卵巢癌主要与生育因素及遗传因素相关，建议有高危因素者行基因检测。

3. 葡萄胎是一种与怀孕相关的疾病，与不规律月经、口服避孕药、生育年龄过早或过晚等有关，需清宫治疗，清宫后需定期随访血HCG，多数不需要化疗。

4. 绒毛膜癌是一种与怀孕相关的恶性肿瘤，主要的治疗方式是化疗，耐药者需手术治疗。治疗后最好严格避孕至少1年，前1年的随访至关重要，需终生随访。

5. 卵巢切除术后或放化疗后卵巢功能低下，出现更年期症状，可以予激素替代治疗或中成药治疗改善症状。

6. 化疗后会出现掉头发、恶心、呕吐这些症状，是很正常的，可通过调整心态、改善生活方式、药物对症治疗来缓解。

（王丽娟，林海雪）

宫颈炎和阴道炎没有那么可怕

宫颈炎和阴道炎是最常见的女性生殖系统炎症。让我们一起来了解它们的本质及特征，你就会发现这些问题不难对付。

每位女性的阴道中都有一个江湖

普通人看到这个题目，可能都会以为是个黄色笑话，而妇产科医生却会告诉你：我是认真的！

武林至尊，宝刀屠龙，号令天下，莫敢不从，倚天一出，谁与争锋！这是金庸笔下武林江湖的掠影，也是每一位女性阴道中的江湖写照。

女性的阴道就好比一个小小的江湖，江湖中有威震四方号令天下的"武林盟主"，有隐在暗处伺机而动的"各路门派"，有江湖之外番邦异族的"外族势力"，还有江湖之上庙堂之高的"至尊皇权"。

欲知详情，且听我为您慢慢道来！

阴道微生态就是一个小江湖

女性阴道内的江湖很是复杂。研究显示，正常女性的阴道内存在超过50种微生物，这些微生物就是阴道内的"各路英豪"，它们一般在阴道侧壁的黏膜上安家落户。

这些微生物中包括乳酸杆菌、双歧杆菌、大肠杆菌等各类细菌，以及各类原虫、病毒、支原体和假丝酵母菌等。

这么多的细菌和病毒，听着都好吓人！如果它们在阴道里兴风作浪，那还了得！

幸亏有强势的"武林盟主"——乳酸杆菌

好在，阴道内有一种优势细菌——乳酸杆菌，它非常称职地担任着"武林盟主"的角色，兢兢业业地维护着阴道微生态的平衡。

平日里，乳酸杆菌在雌激素的影响下，通过不断生产乳酸来调节阴道的pH值，制造出偏酸的环境，不利于其他寄生菌生存；还能丢出多种抗菌"暗器"，比如过氧化氢（H_2O_2）等。多管齐下，给"各路门派"定下江湖规矩，一旦有不安分的微生物企图挑衅"武林盟主"的权威，下场就是死！

有了"武林盟主"——乳酸杆菌的强势，才会有阴道微生态的平衡，从而有女性生殖器官的健康。

至高无上的皇权——雌激素

即便是处在庙堂之远的"武林盟主"和"各路门派"，也做不到完全的自由，它们得受到"皇权"的制约。

女性自身的健康状况，尤其是雌激素水平的高低，是影响乳酸杆菌"武林盟主"地位的"皇权"。

雌激素水平低，乳酸杆菌就少，雌激素水平高，乳酸杆菌就占有优势。

所以，生育期的女性由于雌激素水平高，乳酸杆菌的"武林盟主"地位就相对稳固。绝经后的女性，由于雌激素水平低下，"皇权"式微，也就让依附于"皇权"的乳酸杆菌地位不稳，阴道内"各路门派"的其他微生物群雄并起，也就更容易发生阴道炎症。

伺机而动的各路势力——其他微生物和外环境

"皇权"势力稳固、"武林盟主"地位牢靠，本应该平静的江湖却并没有想象中的那么安稳，相反，现实中生育期女性的阴道炎症发生的比例却很高，这是为什么呢？

原来，生育期的女性往往性生活活跃，有的还有不少性伴侣，这就让"各路门派"的其他微生物有了可乘之机；还有一些女性因为怕阴道不干净，经常自行用洗剂冲洗阴道，这就好比是"外族势力"入侵阴道，打破了原本的江湖平衡。

此外，平日里常用的一些头孢类抗菌药也比较容易杀死乳酸杆菌，所谓枪打出头鸟莫过于此，如果长期吃，无异于"引狼入室"，引起阴道炎症。

这些不良习惯都会给"武林盟主"致命的打击，造成"江湖"动荡，"各路门派"群雄纷争，"外族势力"也想逐鹿中原，于是，阴道炎就这样发生了。

另外，在女性的孕期，虽然阴道环境有利于乳酸杆菌的生长，但平日里不起眼的一个名叫白假丝酵母菌的小弟也很容易生长，这个一直心有不甘的小弟，一旦力量强大就容易滋生上位的念头，有时候就会把盟主打得丢盔弃甲，自己当上盟主，引发外阴阴道假丝酵母菌病。

丐帮小报：那些江湖中留下的传说

我在门诊上曾遇到过一个奇葩的患者，因为患了阴道炎，便在家自己往阴道里灌酸奶……没错，酸奶里是有乳酸杆菌，但是酸奶还有很多不是乳酸杆菌的东西啊，一起往阴道里灌，这简直是要"江湖大乱"啊！

广告上传闻，洗洗更健康！这绝对是骗人的，没事不要去洗，尤其是用各种洗液冲洗，洗多了，"武林盟主"也会很憋屈地一起被洗掉，你说这样子江湖还会安宁吗？

女性的阴道绝不是世外桃源般的净土，相反，阴道内宛若一个群雄并起的江湖。平日里有赖于"武林盟主"的威慑，大伙儿相安无事，保持着生殖道的健康。倘若，盟主势弱，地位受到挑战，江湖动荡，将会发生各种炎症，影响女性健康。

维护乳酸杆菌的"武林盟主"地位，保持阴道微生态稳定，保护女性生殖道健康，靠的是良好的生活习惯和卫生习惯，不靠保健品、不靠虚假骗人的广告。

阴道可能发生的各种感染（阴道炎）

阴道的构造决定了它不可能成为一个封闭无菌的环境，相反，阴道里的生态环境复杂，就像武侠小说里的江湖世界一般，派系众多，大到主人的内分泌系统、阴道本身的解剖结构以及局部的免疫系统，小到种类繁多的微生物群、需氧菌、厌氧菌、支原体、酵母菌等，大家相互依赖，相互制约，形成一个动态的平衡，但当某一派系出现问题，或者有外敌入侵时，平衡被打破，炎症就发生了。

外阴阴道发生炎症，并不仅仅发生在有性生活的育龄女性身上，绝经后的女性、婴幼儿因为体内雌激素水平低，局部的抵抗力弱，也容易发生感染。所以，老年人可出现萎缩性阴道炎，婴幼儿可出现外阴阴道炎。正常阴道内因为乳酸杆菌的适度生长，阴道处于偏酸的环境，如果性生活过于频繁或者喜欢冲洗阴道的女性，会使得阴道内pH值升高，不利于乳酸杆菌生长，如果这个时候厌氧菌占据江湖优势地位，将导致细菌性阴道炎的发生；如果因为某些疾病而长期使用广谱抗生素，则会抑制乳酸杆菌的生长，如果酵母菌过度增殖，将导致外阴阴道假丝酵母菌病（即念珠菌性阴道炎）发生；如果性生活或其他行为导致外敌——阴道毛滴虫入侵阴道，则会导致滴虫阴道炎的发生；阴道还可能由于不洁性生活而发生其他性传播疾病，如淋病、衣原体感染、梅毒、尖锐湿疣、生殖器疱疹、艾滋病等。

由此可见，维护阴道的微生态稳定是保护女性生殖健康的"要塞"！

"察言观色"的白带

不同的致病菌具有不同的个性特点，表现出来的阴道分泌物（俗称白带）的性状也不同，从白带的性状可以初步判断阴道炎的类型。例如，豆腐渣样的白带，伴有严重的外阴瘙痒，通常是假丝酵母菌在捣乱；白带有一种特别的腥臭味，则是细菌性阴道炎的原因；泡沫状、稀薄脓性的白带，很可能是滴虫阴道炎的问题；如果在临近排卵期出现透明拉丝样白带，不伴其他不适，则是因为雌激素水平升高的原因，不是阴道炎。大部分情况下，结合症状及白带的情况，我们能初步判断是哪一种阴道炎，但如果症状和白带的情况都不典型，还是需要参考实验室检查结果。

一旦发现白带异常，建议立即到医院检查！

宫颈糜烂只是一个临床征象，不是病

我们经常能听到宫颈糜烂这个词，听起来很让人害怕！不仅会让人联想到宫颈炎，甚至还会联想到宫颈癌。

为什么会有宫颈糜烂这个词？因为宫颈管内的柱状上皮移位到宫颈阴道部，肉眼看起来红红的、烂烂的，因此得名糜烂，后来才发现这只是一个临床征象，可能是生理性改变，也可能是病理性改变，把宫颈糜烂再用作诊断术语已不再恰当。如果确实感觉到分泌物有异常，就诊咨询医生才是明智之道；如果没有任何不适，定期进行宫颈细胞学检查和人乳头瘤病毒（HPV）检查就好了。具体的检查内容，请看本书"妇科肿瘤：如何避免谈瘤色变"章节。

本节要点

1. 正常的成年女性阴道里有乳酸杆菌、双歧杆菌、大肠杆菌等各类细菌，以及各类原虫、病毒、支原体和假丝酵母菌等，其中乳酸杆菌是优势菌群。各种菌群相互制约，相互依赖，维持健康的微生态。

2. 有一些情况如不洁性交、雌激素水平低下、长期应用抗生素等会使阴道微生态失衡，局部抵抗力下降，可造成阴道感染。

3. 阴道感染可以由不同的致病源引起，如：念珠菌感染引起念珠菌性阴道炎，淋球菌感染引起淋病，等等。所以，阴道感染后建议到医院检查是哪一种致病源，才可有针对性地用药。

4. 宫颈糜烂不是病，只是一种现象，宫颈糜烂这个词已经被现代医学摒弃。宫颈外观异常需要进行宫颈分泌物和脱落细胞检查方可判断是否有病变。

（邹世恩，李卉）

绝经后的妇科问题

　　绝经以后，女性进入一个特别的生命阶段。由于生育功能的终止、月经的停止，月经和生育带来的麻烦和困扰，比如痛经、经期的不便和避孕的麻烦等都随之消失，有些困扰已久的症状会在变老中慢慢消失，如偏头痛。研究发现，从50～60岁开始，偏头痛的发病率就会逐渐降低。

　　此外，这个年龄段的女性在职场和家庭中往往处于独立、自信的峰值阶段，退休后的生活似乎确实很愉快。积累了人生的经验与财富，收获了一路的爱与被爱，有了更多的时间和空间追求自我，可以无拘无束地享受生活。

　　很多女性以为自己这时发生妇科疾病的风险会大大降低。这个时期与生育相关的妇科问题确实可能减少了，但这并不意味着我们从此就可以跟妇科医生说"bye-bye"了，反之，由于女性的机体进入了低雌激素的状态，各个器官的退行性变加速，这时期，生殖道老年化疾病（萎缩退化）如老年性阴道炎、泌尿生殖综合征，以及生殖道肿瘤如宫颈癌、子宫内膜癌、卵巢癌等的发病风险悄悄地升高，心血管疾病的发生进入高危阶段。这个时期的女性应重点关注心血管疾病和肿瘤的防治，更要格外注意"保养和维护"自己的健康。积极锻炼，平衡饮食，我们可以努力让健康的状态更久一点。

定期妇科检查

绝经以后，女性仍需要定期去做妇科检查。为什么呢？因为女性生殖系统恶性肿瘤的发生率在绝经后是上升的。宫颈癌、子宫内膜癌和卵巢癌，是女性生殖系统的三大恶性肿瘤，它们的好发年龄都是中老年。因此，绝经后女性的妇科体检中，防癌筛查是重点！推荐绝经后女性每年去做妇科体检，根据需要进行宫颈液基细胞学检查和妇科B超等。妇科B超检查建议每年做1次。宫颈液基细胞学检查，即人们常说的宫颈癌筛查，如果女性在65岁以前没有发生过宫颈的高级别癌前病变（CIN2或CIN3），并且在55～65岁有过3次或以上的正常筛查结果，那么65岁以后就可以不用筛查啦！但是，如果是不符合以上条件［有过宫颈的高级别癌前病变（CIN2或CIN3）的女性］，则要一直筛查下去。关于妇科肿瘤筛查的内容，可以查看本书"妇科肿瘤：如何避免谈瘤色变"章节。

老年性阴道炎

经常会有老年女性困惑：我都已经绝经了，也很少过性生活了，怎么还总是反反复复患阴道炎呢？其实这是由于绝经后雌激素水平降低引起的。绝经后雌激素水平降低，导致阴道壁萎缩、阴道黏膜变薄，阴道内pH值升高，阴道局部的抵抗力下降，致病菌容易侵入繁殖引起炎症。相信很多人都对"老年性阴道炎"这个词不陌生吧？老年性阴道炎，又称萎缩性阴道炎，顾名思义就是老年人比较容易得的阴道炎。它的主要表现就是绝经后出现的阴道分泌物增多、外阴阴道瘙痒、烧灼不适感等，有时也会出现反复的白带异味。大家不要忘了阴道其实是个小江湖，里面寄居了各种各样的细菌，其中乳酸杆菌是老大，是"武林盟主"，它的作用是负责维持阴道正常的酸性环境，抑制其他细菌的过度繁殖，维持阴道内以乳酸杆菌占优势的平衡环境，这就是阴道的自净功能。一旦体内的雌激素水平降低，乳酸杆菌失去统治地位，其他各种细菌自然就要找机会兴风作浪啦（在这里提醒一下女性朋友们，有的女性喜欢冲洗阴道，认为这样更讲卫生，更干净，其实医生是非常不推荐阴道冲洗的！因为日常的阴道冲洗会破坏阴道的pH值，影响菌群平衡，变相增加患阴道炎的概率哦）。所以在治疗方面除了要抗菌治疗外，还要想办法维持阴道酸性环境，增加阴道局部抵抗力，这是预防老年性阴道炎反复发作的关键。阴道局部用雌激素制剂可以有效治疗老年性阴道炎，可以改善阴道黏膜萎缩的情况，增加阴道酸度，减少老年性阴道炎的复发。除此之外，它还可以改善很多老年女性常出现的尿路反复感染、尿频、尿急、遗尿、性交痛、阴道干涩等问题，因为这些问题也是因为长期低雌激素状态所引起的泌尿生殖道的萎缩所引起的。

绝经后泌尿生殖综合征

由于泌尿生殖道的萎缩，绝经后女性发生漏尿的情况比较多见。但其实漏尿并不是老年女性的专利，在各个年龄段都有可能发生，尤其是经历过孕产的女性，很多人都会有"笑尿了"

322

的尴尬经历。这在医学上叫压力性尿失禁，即在腹压增加的情况下（如咳嗽、打喷嚏、大笑、跳绳等）出现不可控制的漏尿。很多女性在产后甚至孕期即可开始出现漏尿，也有人是在绝经后才开始出现或加重，据报道，在50岁以上的女性中，发生压力性尿失禁的概率高达50%！但是绝大部分是轻度的，即只在上述腹压增加的情况下偶然发生漏尿，不影响日常生活或对生活影响不大，这时我们可以通过盆底肌训练等康复理疗的方法来加强盆底肌力，或者通过局部应用雌激素软膏来改善泌尿生殖道萎缩的情况，现在也有新型的阴道激光治疗的方法，这些都可以改善漏尿症状。如果程度达到中度或以上，很多人会在日常活动中出现漏尿，如快走、上楼梯、拎一袋米、装桶装水的时候。这时候大部分人会感觉到漏尿严重影响了生活，不敢大笑、不敢跳广场舞、不敢外出甚至不敢见亲朋好友……这时候针对轻度压力性尿失禁的方法往往不能达到满意的治疗效果，需要通过手术来解决漏尿问题，即平常所说的"吊带手术"。

与漏尿问题有"异曲同工之妙"的当数子宫脱垂。子宫脱垂也是由于盆底肌松弛所引起的另一个问题，也会在绝经后加重。当子宫脱垂是轻度的，还在阴道里面的时候，基本上是没有不适感觉的。当子宫脱垂加重到脱出阴道口时，很多人就会惊慌失措地发现："阴道口脱出了一块东西。"当子宫脱垂还在阴道内的时候，处理方案和轻度压力性尿失禁类似。当子宫脱垂到了阴道口外，与中重度压力性尿失禁一样，手术也就成了主要的解决方法（极少数年龄太大或基础病严重不适合手术者，还可以选择子宫托）。所以，即使没有漏尿困扰和子宫脱垂，我们也建议女性朋友们常做盆底肌训练，防患于未然。

绝经后的阴道流血问题

绝经后的阴道流血问题，是一个让患者紧张、让医生担心的问题。每一个人都不应该对绝经后的阴道流血问题掉以轻心。虽然绝经后的绝大多数阴道流血是良性疾病引起的，如萎缩性子宫内膜炎和阴道黏膜损伤，但是它往往也是妇科恶性疾病如子宫内膜癌和宫颈癌的首发症状。因此我们更应该关注的不是流血的量、能不能马上止血等问题，而是查明出血原因。妇科B超、宫腔镜检查、诊断性刮宫等都是常用的检查手段，其主要目的就是为了排除宫腔或宫颈恶性肿瘤的可能。一旦排除了恶性肿瘤的可能，其他原因引起的绝经后出血都属小问题，都很容易解决。但是大家需要知道，任何原因引起的绝经后再出血，都不是正常的生理现象，都必须要到医院来，让医生检查、判断。我曾遇到一位60余岁的绝经后女性，非常优雅美丽，也很自信。在闲谈中她宣称自己已经绝经十余年，"但是通过某种方法打通了任督二脉，近3年每个月都能来月经，这才青春永驻"。于是我说服她赶紧做了一个宫腔镜检查，很遗憾地发现已经是子宫内膜癌。因此，绝经后出血一定要引起重视。

绝经后的性问题

绝经后还可以有性生活吗？答案是当然可以有！但是很多女性由于泌尿生殖道的萎缩，可能会出现很多的困难和障碍，主要表现为性交干涩、疼痛、不适感。如果是有以上困扰的女性，建议到妇科门诊及时就诊，我们可以通过专业的医疗手段，如阴道局部应用雌激素制剂、阴道润滑剂甚至一些物理治疗的手段，帮您改善以上困扰。

绝经后进入退休生活的女性，可能既有时间、精神和经济的自由，也有疾病和衰老的阴影。如果不注意调理身体，动脉粥样硬化、糖尿病、宫颈癌、骨质疏松症、抑郁等疾病的风险也会大大增加！著名的学术刊物*JAMA*子刊中一项持续10年的研究发现，积极地面对衰老可以减小压力对心血管的伤害，增强自我效能感，并促进人们保持更健康的生活方式，而这些积极的改变也可以在一定程度上弥补衰老带来的身体机能的退化。

本节要点

1. 绝经后更需定期进行妇科体检，尤其是防癌筛查：宫颈癌、子宫内膜癌和卵巢癌。主要筛查手段是宫颈细胞学检查、HPV检查和妇科超声检查。

2. 绝经后反复阴道炎、尿路感染，可能是雌激素水平降低惹的祸，需要补充雌激素。

3. 重视绝经后阴道出血的问题。

（陈亚肖）